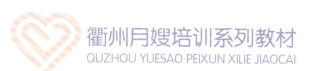

衢州月嫂培训系列教材

QUZHOU YUESAO PEIXUN XILIE JIAOCAI

U0560324

母婴护理技能

MUYING HULI JINENG

主编 吴秀仙 钱一分 赵 华

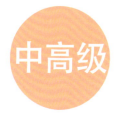

中高级

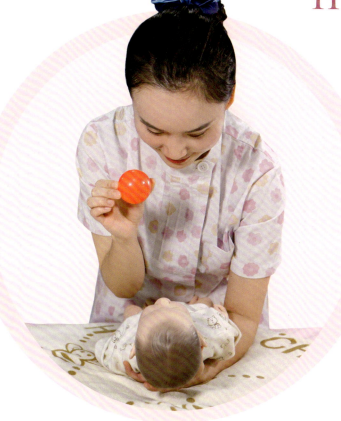

ZHEJIANG UNIVERSITY PRESS
浙江大学出版社
·杭州·

图书在版编目（CIP）数据

母婴护理技能：中高级 / 吴秀仙，钱一分，赵华主编. —杭州：浙江大学出版社，2023.12
ISBN 978-7-308-24232-5

Ⅰ. ①母… Ⅱ. ①吴… ②钱… ③赵… Ⅲ. ①产褥期－护理②新生儿－护理 Ⅳ. ①R714.61②R174

中国国家版本馆CIP数据核字(2023)第181023号

母婴护理技能（中高级）
MUYING HULI JINENG (ZHONG-GAOJI)

吴秀仙　钱一分　赵　华　主编

策划编辑	阮海潮
责任编辑	阮海潮（1020497465@qq.com）
责任校对	王元新
封面设计	林智广告
出版发行	浙江大学出版社
	（杭州市天目山路148号　　邮政编码　310007）
	（网址：http://www.zjupress.com）
排　　版	杭州林智广告有限公司
印　　刷	杭州宏雅印刷有限公司
开　　本	787mm×1092mm　1/16
印　　张	10
字　　数	218千
版 印 次	2023年12月第1版　2023年12月第1次印刷
书　　号	ISBN 978-7-308-24232-5
定　　价	50.00元

《母婴护理技能（中高级）》

编委会

主　编　吴秀仙　钱一分　赵　华

副主编　陈杏芬　李良秀

编　委（按姓氏拼音排序）

曹　伟（馨月汇母婴专护服务

（上海）有限公司）

陈杏芬（衢州中等专业学校）

李良秀（衢州职业技术学院）

林丽红（衢州市人民医院）

刘亮亮（轻松妈妈一站式母婴

综合服务平台）

钱一分（衢州职业技术学院）

王依维（衢州职业技术学院）

翁湘云（金宝贝早教衢州中心）

吴秀仙（衢州职业技术学院）

叶云超（衢州职业技术学院）

赵　华（衢州职业技术学院）

周国芬（金宝贝早教衢州中心）

FOREWORD 前 言

自 2021 年 5 月 31 日国家实施一对夫妻可以生育三个子女的政策以来，母婴服务业的社会需求不断扩大，年轻父母们迫切需要专业人士用科学的方式提供月子服务，以帮助宝妈顺利度过产后康复期，帮助宝宝养成规律的睡眠和吮乳等良好的行为习惯，为父母照顾宝宝打下良好的基础。

在建设健康中国的背景下，衢州职业技术学院进一步加强母婴护理员（衢州月嫂）的社会培训，积极推动衢州月嫂培训系列教材规范化建设，组建校企合作编写团队，依据国家标准委发布的《家政服务母婴生活护理服务质量规范》，在出版《母婴护理技能（初级）》的基础上编写了《母婴护理技能（中高级）》。教材采用新形态的编排形式，通过"互联网+"技术，嵌入二维码，植入真实情景的操作图片和操作视频，适用于全国各地区中高级月嫂培训和社会人员自学参考，也可作为护理助产专业学生教学参考用书。

本教材为浙江省教育科学规划 2018 年度（高校）研究课题（2018SCG135）、衢州职业技术学院职业教育研究所课题（VER201703）建设成果。本书出版得到了金宝贝早教衢州中心、轻松妈妈一站式母婴综合服务平台、馨月汇母婴专护服务（上海）有限公司、衢州市农业农村局、浙江省家政服务人才培养培训联盟衢州分中心和衢州职业技术学院的大力支持，在此表示衷心的感谢！

全体编者齐心协力，为教材的编写付出了辛勤的劳动，但限于学识、能力和时间，其中难免有纰漏与不足，敬请同行专家及广大读者批评指正。

吴秀仙

2023 年 12 月

CONTENTS   目 录

第八章　教育与实施

附录　育婴员常用护理技术操作评分表

第一章　妊娠期护理

妊娠是一种自然生理现象，但对女性及家庭来说是一种挑战，是家庭生活的一个转折点。应用孕期相关知识对孕妇进行孕期健康教育指导，有利于孕妇在整个孕期保持健康的生活方式，以最佳的状态迎接分娩，促进母婴健康。

第一节　认识妊娠

妊娠是胚胎和胎儿在母体内发育成长的过程。卵子受精是妊娠的开始，胎儿及其附属物自母体排出是妊娠的终止。妊娠全过程共 10 个妊娠月（1 个妊娠月为 4 周），即 40 孕周，280 天。根据妊娠不同阶段的特点，临床上将妊娠分为 3 个时期，妊娠 13 周末以前为早期妊娠，妊娠 14 周至 27 周末为中期妊娠，妊娠 28 周以后为晚期妊娠。

一　妊娠期生理特点

（一）早期妊娠的特点

1.停经：育龄妇女，平时月经周期规律，一旦月经过期 10 日或以上，应考虑妊娠。若停经已达 8 周，则妊娠的可能性更大。停经可能是妊娠最早与最重要的表现。但停经不一定是妊娠，应予以鉴别。哺乳期妇女月经虽未恢复，仍可能再次妊娠。

2.早孕反应：约半数妇女于停经 6 周左右出现畏寒、头晕、乏力、嗜睡、流涎、食欲不振、喜食酸物或厌恶油腻、恶心、晨起呕吐等症状，称早孕反应。恶心、晨起呕吐与体内人绒毛膜促性腺激素（hCG）增多、胃酸分泌减少以及胃排空时间延长有关。早孕反应多于妊娠 12 周左右自行消失。

3.尿频：妊娠早期出现尿频，原因为增大的前倾子宫在盆腔内压迫膀胱所致（见图 1-1）。约在妊娠 12 周以后，当宫体进入腹腔不再压迫膀胱时，尿频症状自然消失。

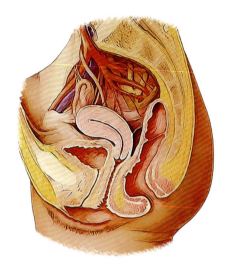

图 1-1　女性盆腔正中矢状切面

4.乳房的变化：自妊娠 8 周起，受增多的雌激素及孕激素的影响，乳腺腺泡及乳腺小叶增生发育，使乳房逐渐增大。孕妇自觉乳房轻度胀痛及乳头疼痛，初孕妇较明显。检查见乳头及其周围皮肤（乳晕）着色加深，乳晕周围有蒙氏结节显现。哺乳期妇女一旦受孕，乳汁分泌明显减少。

5.生殖器官的变化：随妊娠进展，宫体增大变软，妊娠 8 周宫体约为非孕宫体的 2 倍，妊娠 12 周时约为非孕宫体的 3 倍。当宫底超出骨盆腔时，可在下腹部耻骨联合上方触及。

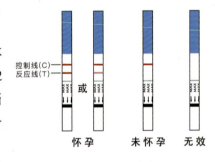

图 1-2　妊娠试验

6.妊娠试验：孕妇尿液含有人绒毛膜促性腺激素（hCG），可用试纸法检测。若为阳性，在白色显示区上下呈现两条红色线（见图 1-2），表明受检者尿中有 hCG，可协助诊断早期妊娠。

7.超声检查：是检查早期妊娠快速准确的方法。最早在妊娠 5 周时见到妊娠囊（见图 1-3）。若在妊娠囊内见到有节律的胎心搏动，可确诊为早期妊娠、活胎。

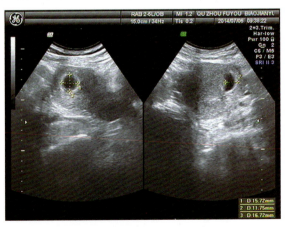

图 1-3　妊娠囊

（二）中、晚期妊娠的特点

1.子宫增大：随着孕周的增加，宫底逐渐上升，腹部也逐渐膨隆。临床上常以耻骨联合、脐孔及剑突为生理标志，用手测量宫底高度（见图1-4）；也可用软尺测量，以耻骨联合上缘为起点测量子宫的长度，根据测量的结果来推测妊娠周数（见表1-1）。

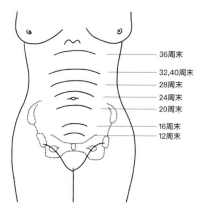

图1-4　妊娠周数和宫底高度

表1-1　妊娠各周宫底高度和子宫长度

妊娠周数	手测子宫底高度（横指）	尺测耻上子宫长度（cm）
12 周末	耻骨联合上 2～3	
16 周末	脐耻之间	
20 周末	脐下 1	18（15.3～21.4）
24 周末	脐上 1	24（22.0～25.1）
28 周末	脐上 3	26（22.4～29.0）
32 周末	脐与剑突之间	29（25.3～32.0）
36 周末	剑突下 2	32（29.8～34.5）
40 周末	脐与剑突之间或略高	33（30.0～35.3）

2.胎动：胎儿在子宫内冲击子宫壁的活动称胎动（见图1-5）。胎动是胎儿情况良好的表现。孕妇于妊娠18～20周开始自觉胎动，正常胎动次数为每2小时大于等于6次。妊娠周数越大则胎动越明显，至妊娠32～34周达高峰，妊娠38周后渐减少。腹壁薄且松弛的经产妇，甚至可在腹壁上看到胎动。

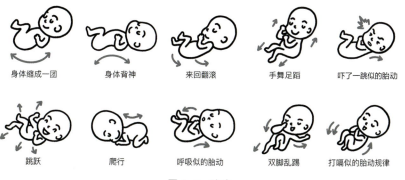

| 身体缩成一团 | 身体背神 | 来回翻滚 | 手舞足蹈 | 吓了一跳似的胎动 |
| 跳跃 | 爬行 | 呼吸似的胎动 | 双脚乱踢 | 打嗝似的胎动规律 |

图1-5　胎动

3.胎体：妊娠周数越大，胎体触诊越清楚。于妊娠20周以后，经腹壁可触到子宫内的胎体。于妊娠24周以后，触诊时已能区分胎头、胎背、胎臀和胎儿肢体。

4.胎心音：于妊娠12周用多普勒胎心仪（见图1-6）经孕妇腹壁能听到胎心音。胎心音似钟表"嘀嗒"声，速度较快，每分钟110～160次。

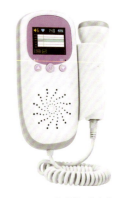

图1-6　多普勒胎心仪

5.胎位：妊娠28周以前，由于羊水较多、胎体较小，胎儿在子宫内的活动范围大，胎儿的位置和姿势容易改变。妊娠32周以后，由于胎儿生长迅速、羊水相对减少，胎儿与子宫壁贴近，胎儿的位置和姿势相对恒定。胎儿在子宫内的姿势（见图1-7）为胎头俯屈，颏部贴近胸壁，脊柱略前弯，四肢屈曲交叉于胸腹前，其体积及体表面积均明显缩小，以适应妊娠晚期椭圆形宫腔的形状。由于胎儿在子宫内的位置不同，有不同的胎位。胎儿位置与母体骨盆的关系，对分娩经过影响极大，故在妊娠后期直至临产前，尽早确定胎儿在子宫内的位置非常必要，以便及时将异常胎位纠正为正常胎位。

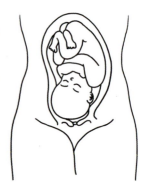

图1-7　宫内胎儿姿势

6.水肿：到了妊娠晚期，大部分孕妇都会伴有下肢水肿，一般在午后加重，第二天晨起明显减轻或消退。如果每周体重增加在500g以上，或水肿不消退，甚至延及面部均需及时就医。

7.宫缩：自妊娠12～14周开始，可以出现不规律无痛性宫缩，可由腹部检查时触知，孕妇有时自己也能感觉到。特点为稀发、不对称、无疼痛感觉，尤其在临近分娩的时候次数可增多，尤其是在夜间。

8.体重增加和腰腿痛：体重增加是比较明显的，妊娠12周前体重无明显变化。妊娠13周起体重平均每周增加350g，直至妊娠足月时体重平均增加12.5kg，包括胎儿、胎盘、羊水、子宫、乳房、血液、组织间液及脂肪沉积等。部分孕妇自觉腰骶部及肢体疼痛不适，可能与松弛素使骨盆韧带及椎骨间的关节、韧带松弛有关。妊娠晚期孕妇重心向前移，为保持身体平衡，孕妇头部与肩部向后倾，腰部向前挺，形成典型孕妇姿势。如果增大的子宫压迫一侧坐骨神经，还可能出现受累侧下肢疼痛。

9.各器官系统的相应代偿性改变：为了满足胎儿生长发育和分娩的需要，同时为产后哺乳做好准备，妊娠期母体各系统发生了一系列适应性变化。

（1）生殖系统：外阴皮肤增厚，有色素沉着。妊娠期宫颈肥大，呈紫蓝色，质软。宫颈管内腺体肥大，宫颈黏液分泌增多，形成黏稠的黏液栓，保护宫腔不受感染。早期子宫增大变软呈球形或椭圆形，妊娠12周后超出盆腔；妊娠晚期子宫多呈不同程度的右旋，子宫重量由非妊娠时的50g左右增至妊娠足月时的1000g左右，宫腔容积由非妊娠时的5ml增至妊娠足月时的约5000ml。

（2）乳房：胎盘分泌的雌激素刺激乳腺管的发育，孕激素刺激乳腺腺泡的发育，垂体催乳素、胎盘生乳素等参与乳腺发育完善，为泌乳做准备。妊娠20周后有些孕妇可有少量乳汁分泌。

（3）循环及血液系统：心排出量自妊娠10周左右开始增加，至妊娠32～34周时达高峰。妊娠晚期心率每分钟增加约10～15次。血容量自妊娠6～8周起开始增加，至妊娠32～34周时达高峰，平均增加1500ml，其中血浆的增加多于红细胞的增加，血浆约增加1000ml，红细胞约增加500ml，使血液相对稀释，出现生理性贫血。妊娠后期盆腔回流至下腔静脉的血量增加，增大的子宫又压迫下腔静脉使血液回流受阻，孕妇下肢、外阴及直肠的静脉压明显增高，加之妊娠期静脉壁扩张，易发生外阴及下肢静脉曲张和痔。

（4）呼吸系统：妊娠后期以胸式呼吸为主。呼吸道黏膜充血、水肿，易发生上呼吸道感染。

（5）消化系统：受雌激素影响，孕妇可能出现齿龈肥厚，牙齿易松动、出血及龋齿。受孕激素影响，胃肠平滑肌张力降低，胃排空时间延长，易有上腹部饱胀感，由于贲门括约肌松弛，胃内酸性内容物可反流至食管下部产生"烧心"感。肠蠕动减弱，易出现便秘，常引起痔疮或使原有痔疮加重。

（6）泌尿系统：受孕激素影响，肾小球滤过增加，尿糖可呈阳性。由于子宫的压迫，可以出现轻度的肾盂积水，尤其是在右侧。妊娠末期，由于胎先露进入盆腔，孕妇再次出现尿频，甚至腹压稍增加即出现尿液外溢现象。

（7）皮肤：妊娠期垂体分泌促黑色素细胞激素增加，加之雌、孕激素使黑色素增加，使孕妇面颊、乳头、乳晕、腹白线、外阴等处出现色素沉着。面颊呈蝶状褐色斑，称妊娠黄褐斑，产后可逐渐消退。随着妊娠子宫逐渐增大，腹壁皮肤弹性纤维过度伸展而断裂，腹壁皮肤出现紫色或淡红色不规则的平行裂纹，称妊娠纹（见图1-8）。产后变为银白色，持久不退。

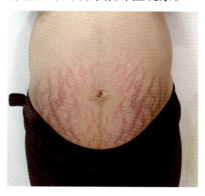

图1-8　妊娠纹

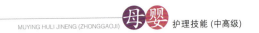

（8）矿物质代谢：胎儿生长发育需要大量的矿物质，如钙、铁等，特别是在妊娠末期，故应于妊娠后3个月补充维生素D及钙，以提高血钙含量。此外，遵医嘱吃含有铁元素的口服液，补充外源性铁，以预防发生缺铁性贫血。

二 妊娠期心理特点

妊娠不仅会造成女性身体各系统的生理改变，孕妇的心理也会随着妊娠而有不同的变化（见表1-2）。孕妇应对压力的承受能力取决于自身的情绪状况、社会文化背景以及对妊娠的态度。孕妇如能很好地适应并调整妊娠期心理变化，则可以顺利度过孕期；反之，则会影响妊娠期母子健康乃至今后的生活。孕妇常产生惊讶与震撼、矛盾到接受等一系列的心理反应。

表1-2　不同妊娠阶段的心理变化和反应

项目	妊娠早期	妊娠中期	妊娠晚期
关注对象	孕妇自己	胎儿	分娩，母婴安全
对怀孕反应	我真的是怀孕了吗？	我确实怀孕了！太好了！	觉得辛苦，甚至不想怀孕
情绪反应	不确定、惊讶、情绪不稳定	骄傲、快乐、感觉很棒	失望、害怕、易受挫折
身体	没有感觉到胎儿的存在	自己与胎儿是一体的	渐觉自己与胎儿是分离的，希望胎儿来到这世界上
体重	体重变化不大	体重增加，感受到胎儿在成长，想要做一个好妈妈	感觉体重增加很多，身体笨重且太胖
时间	空虚的感觉	很实在的感觉	不可忍受，希望胎儿出生
内省	测试自己到底是否怀孕	专注怀孕的事实及自己与宝宝的关系，对社交活动缺乏兴趣	更注意自己，更敏感，行为更受限制，觉得自己变得更易受伤害

（一）惊讶与震撼

对所有的女性而言，一旦怀孕，几乎都会出现惊讶与震撼。对于原本未计划怀孕的妇女来说，怀孕无疑是意外的，即使是一直期盼怀孕的妇女，如果真的怀孕了，也同样会感到惊讶与震撼，因为没有人能确定自己在想怀孕的时候就顺利地怀孕了。

（二）矛盾

在惊讶与震撼的同时，大部分女性出现爱恨交加的矛盾心理，她既希望有孩子，却不想怀孕；既享受怀孕的欢愉，又不喜欢怀孕时的艰辛。这种矛盾心理常会伴随整个妊娠过程，如果此次怀孕不是计划中或希望中的怀孕，矛盾心理会更加强，常表现为情绪低落、抱怨身体不适、认为自己变丑且不再具有女性魅力等，甚至有些孕妇因为此种矛盾心理而考虑人工流产。

（三）接受

对妊娠的接受程度受多种因素的影响，而孕妇对妊娠的态度，直接影响到孕妇对妊娠不适反应的耐受程度。

1.妊娠早期，孕妇对妊娠的感受只是停经后多种不适的反应，并未真实地感受到"孩子"的存在，她仔细观察腰部增宽、乳房增大、体重增加等现象，将注意力集中在自己怀孕与否。

2.妊娠中期，腹部逐渐膨隆，尤其是"胎动"的出现，让孕妇真正感受到了胎儿存在的事实，开始去关心自己腹内的胎儿，感到前所未有的兴奋与骄傲，并开始接受新角色的到来。

3.妊娠晚期，孕妇感觉身体越来越重，行动不便，容易疲倦、劳累，渴望怀孕赶快结束，孕妇变得更加敏感，面对婴儿的出生产生忧虑和期盼。

（四）幻想

在妊娠初期，孕妇会努力想象胎儿的形状以及胎儿所处的环境；妊娠中期会幻想当自己是一个孩子的母亲时会是什么样的；妊娠末期的幻想更为真实，且多伴随着担心、焦虑和害怕。幻想有助于孕妇调适自己在角色上的改变。

（五）自省

妇女妊娠后，可能会对以前所喜欢从事的活动失去兴趣，表现以自我为中心，专注自己的身体，喜欢独处或独立思考，这种状态有助于她更好地做好应对妊娠、分娩、接受新生儿到来的准备。

（六）情绪波动

大多数孕妇会出现情绪波动，如易于激动、敏感等，可以因极小的事情而产生强烈的情绪变化，如突然生气、哭泣等，若追问其原因，又很难说出理由，这常常使其丈夫和家属感到困扰和不知所措，只好漠视。这种情形会让孕妇觉得家人不支持、不体贴、不爱她，从而影响夫妻感情。

（七）身体形象与界限改变

妊娠期间，胎儿逐渐成长造成孕妇身体出现显著的变化，如变胖、面部出现色斑等。随着妊娠的发展，孕妇更能体验到身体形象和身体界限的改变。若孕妇无法接受自己的身体改变，很可能产生沮丧、悲观的心情，出现心理

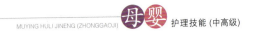

不适，最后影响她们适应母亲的角色。

（八）为人母的心理责任

美国心理学家鲁宾认为，妊娠期妇女为保持其自身和家庭的完整性，更好地迎接家庭新成员的到来，须承担以下心理责任。

1.确保自己与胎儿安全地度过妊娠期和分娩期。孕妇首先要确保自己与胎儿的安全，否则她无法承担其他的心理责任。为了确保自己与胎儿的安全，她会寻求良好的产科照顾及阅读有关的书籍。遵守医生的指示或建议，使整个妊娠保持最佳的健康状况。

2.寻求他人对孩子的接受。妊娠初期，孕妇可能会表现为不情愿接受"妊娠"这一事实，但随着妊娠的进展，孕妇真实地感受到"孩子"的存在，如出现胎动等，孕妇便逐渐接受了自己的孩子，并努力寻求他人对孩子的认可和接受，总是希望"孩子"是每一个家属和亲友所接受和欢迎的。在这一过程中，配偶对孩子的接受程度对孕妇影响最大。

3.寻求他人对自己母亲角色的认可。随着孕妇对孩子的接受，她开始想象着自己的孩子，希望赶快结束妊娠，显示出对孩子的关爱，并学习如何承担母亲角色，学习护理婴儿技术，并争取更多的哺育指导、更多的社会支持等。

4.学习为孩子奉献。孕妇承担母亲角色后开始学习，学习怎样给予孩子更多的营养、教育和关爱，并为孩子而忽略或推迟自身需要的满足，将孩子的需求放在第一位，这段时期，她特别需要丈夫及家属的支持和关心来减轻她所承受的生理和心理负担。

第二节　妊娠期保健

一　妊娠期健康指导

（一）妊娠早期健康指导

1.自我护理指导

（1）外阴清洁：由于激素的作用，妊娠期阴道分泌物增加（清澈、白色），容易发生泌尿和生殖系统感染。指导孕妇保持外阴清洁卫生，每日清洗外阴1～2次，便后使用清洁卫生纸从前向后擦干净。若白带过多，可使用小型卫生棉垫并及时更换。发现阴道分泌物颜色、性质、气味改变，有异味时应就医做全面检查，排除滴虫、真菌等感染。

（2）沐浴：妊娠期新陈代谢旺盛，孕妇的汗腺、皮脂腺分泌增多，白带亦增多，应常洗澡，勤换内衣内裤，穿棉质透气吸汗的内衣裤，衣服宜在阳光下晾晒。采用淋浴方式，不宜盆浴，以防污水进入阴道导致感染。水温以37～40℃为宜，淋浴时间一般15～20分钟，不宜过长。淋浴时注意保持浴室内通风，浴室地面放置防滑垫，以防跌倒。

（3）口腔卫生：指导孕妇饭后及临睡前选用软毛牙刷仔细刷牙，如有牙病，及早就医。就医时告知牙科医师目前为怀孕状态，避免接受X射线等有害辐射。

2.安全指导。孕妇既要避免接触有害的化学物质，也要避免有害的物理因素，如噪声、高温、射线等。最好调离需长时间站立或必须保持身体平衡的工作。注意工作强度，工作中不宜攀高、抬举或挑过重物品，避免撞击或重压腹部，避免饮酒、吸烟等不良嗜好。

3.用药指导。孕期一般尽量少用药物。怀孕后少去人群密集的公共场所，预防感染性疾病。孕早期尽量不用或暂时停用药物，必须用药者须在医生的指导下合理用药。

4.心理健康指导。让孕妇了解母体是胎儿生活的环境，孕妇的生理和心理活动可以通过血液和内分泌调节的改变来影响胎儿的生长发育。如孕妇经常出现焦虑、恐惧、紧张、悲伤或暴怒等情绪，不但易发生妊娠、分娩期并发症，还会使血管收缩，子宫胎盘血液循环障碍，胎儿一过性缺氧，引起胎儿不安，甚至造成胎儿发育异常。故要使孕妇生活在舒适安静的环境中，保持轻松、愉快的心情，顺利度过妊娠期。

5.就诊。孕期只要有阴道流血、腹痛等，无论症状多轻微都应先保持安静，躺下休息并及时就医，避免下床走动和做家务。

（二）妊娠中、晚期健康教育

1.自我监护

（1）胎动计数：数胎动是自我监护胎儿情况的一种重要手段。胎儿在缺氧早期，常表现为胎动活跃，胎动次数增加；当缺氧严重时，胎动逐渐减少。指导孕妇自妊娠28周开始，每天早、中、晚各数1小时胎动，孕妇数胎动时思想要集中，静坐或卧，以免遗漏胎动感觉。每小时胎动不低于3次，反映胎儿情况良好。将3次胎动次数相加乘以4，即得12小时胎动总数。如12小时的胎动总数在30次或30次以上，反映胎儿的情况良好，如下降至10次以下，多数表示为胎儿在子宫内缺氧，须及时到医院就诊。

计数方法：1小时内，宝宝在1～5分钟内连续动，计数1次，距离下一

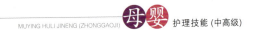

次胎动间隔 5 分钟以上再动的时候，计数为第 2 次，以此类推。

（2）胎心音监护：可于妊娠 20 周后自备多普勒胎心仪监测胎心率是否规律。如果在监测的过程中出现胎心率持续在每分钟 110 次以下，或持续在 160 次以上，或胎心率快慢不一、胎心音强弱不一时，应及时到医院检查。

（3）并发症征象监护：孕期如有阴道流血、流液、腹痛、头晕目眩、寒战、发热等，应注意躺下休息，并及时到医院就诊。

2.乳房护理。怀孕后，乳腺发育，乳房增大，上衣不宜过紧，胸罩大小适中且具有一定的承托力。自妊娠 6 个月开始，每日用温水清洗乳头及皮肤皱褶处，以除污垢，用软毛巾轻轻擦干，如有痂垢不易洗掉，可涂些消毒的植物油将污垢浸软，再用热水洗净，不可用手抠痂垢，以免抠破皮肤引起感染。有流产及早产先兆时慎重刺激乳头。

3.休息与睡眠。轻体力劳动者无须更换工种，但应避免重体力劳动。调离有毒、有害物质作业环境。孕期不宜加班，妊娠 7 个月以后停止夜班，减少消耗。一般孕妇每晚应有 8～9 小时睡眠时间，中午有 1～2 小时午休。孕妇卧床时，宜取左侧卧位，下肢放松自然屈曲，腿间可垫软枕，这样可以避免增大的子宫压迫腹主动脉和下腔静脉，以保证胎儿的血液供应和减轻下肢水肿。

4.衣着。孕妇衣着应宽大舒适，选用透气性好的全棉材料制作，腰部不要束得太紧。胸罩宜选择棉织及透气性好、合身的，足以承托增大的乳房，以减轻不适感。平时适当晒太阳，促进体内维生素 D 的生成，有助于钙的吸收。选择低跟、宽头、防滑的软底鞋，尽量不穿高跟鞋，以免引起身体重心前移，腰椎过度前凸而导致腰背疼痛。还可以选择特制的腹带以支撑腹部。

5.产前运动。散步和体操是孕妇最佳的运动方式。首先要征求医务人员的意见，根据孕妇自身及胎儿健康状况来选择运动的方式和强度。一般健康孕妇以每周 3 次为宜，每次时间不宜过长，运动 10～15 分钟后休息 2～3 分钟，再进行下一个 10～15 分钟的运动。最好保证运动后心率不超过 140 次/分，如超过 140 次/分，则应休息至心率恢复至 90 次/分以下再进行运动。运动后一定要注意水分和能量的摄入补充。运动强度以不感到疲倦为度。在运动中，如突然出现阴道流血、呼吸短促、头晕、腹痛等，均应立即停止运动，静躺下来，并迅速报告或联络医务人员，进行适当的检查、处理。

6.胎教与优生。妊娠期间适时适度地对胎儿进行教育和训练，有利于孩子的后天发育，是早期教育的起步。胎儿在第 4 周时神经系统开始形成，第 8 周时大脑皮层开始出现，24 周以上的胎儿大脑发育已接近成人，此时胎儿在母体中已经有完整的听觉、触觉，能对环境的条件刺激做出反应。母亲经常以愉快的、舒畅的、甜蜜的心情对胎儿进行胎教，对胎儿的发育有着巨大的意义，可以使孩子在性格、气质、情感体验以及智力等方面健康良好地发育，对身体发育也有利。

7.性生活指导。妊娠期应节制性生活，妊娠前3个月及末3个月应避免性生活，以防流产、早产和感染。

8.减少有害物质接触。医学研究证明，绝大部分化妆品都是由化学物质制成的，且妇女在妊娠期皮肤尤为敏感，如果使用过多的化妆品、染发剂等会刺激皮肤引起过敏反应，其中的有害物质通过母体皮肤吸收后还会间接危害胎儿，所以妊娠期间最好不使用化妆品，不染发。

9.防止辐射。除了生活环境，外界的诸多因素都会对孕妇及胎儿生长发育造成影响，如冷、热、声波、超声波、电磁环境等。X射线、核污染等会导致胎儿畸形，孕妇应严防辐射伤害。手机辐射和电脑辐射虽然没有证明对身体有害，但可能存在对胎儿发育干扰的风险，所以应减少使用。

二 妊娠期常见症状护理

（一）妊娠早期常见症状及护理

1.恶心、呕吐

（1）相关因素：目前认为与妊娠期体内hCG增加有关，还可能与妊娠期糖代谢改变使血糖降低和心理因素有关。

（2）主要表现：约有半数以上的孕妇在妊娠早期有不同程度的恶心现象，部分出现呕吐，多以晨起时明显；严重时全天频发，导致脱水、少尿、酮体堆积等，应立即对症治疗并及时补充必要的营养素。

（3）护理措施：提供愉快、轻松的进餐气氛，保持环境温馨；食用清淡食物，避免油腻；多吃蔬菜、瓜果，避免空腹，晨起吃些水分较少的食物（如饼干等），避免低血糖的发生；采取少量多餐等方式。

2.尿频

（1）相关因素：妊娠初期，子宫增大，压迫膀胱，同时盆腔血流供应增加，刺激膀胱使排空次数增多；妊娠后期，胎头入盆，膀胱的容积减少，尿频症状重复出现。

（2）护理措施：向孕妇解释原因，使其明白此症状为妊娠的正常反应，妊娠结束后此症状通常会自行消失；减少睡前液体摄入量，以免影响睡眠，但不能减少液体总摄入量，以免影响机体代谢。

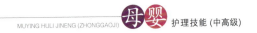

3.阴道分泌物

（1）相关因素：妊娠时，阴道黏膜和子宫颈腺体受激素的影响，血流增加，黏膜变软、增生变厚，脱落细胞增多，子宫颈黏液分泌旺盛，分泌物增多，通常这种分泌物的颜色应仍呈清澈、白色，含有黏液及脱落的阴道上皮细胞。

（2）护理措施：保持外阴部清洁，穿棉质透气吸汗的内裤，避免穿化纤原料内裤及裤袜，以免影响散热而加重症状；每次排尿后用温水清洗外阴部，不可做阴道灌洗，以免破坏阴道正常酸碱度；使用卫生护垫并随时更换。

（二）妊娠中、晚期常见症状及护理

1.下肢水肿

（1）相关因素：妊娠后盆腔血液回流到下腔静脉的血量增加，增大的子宫又压迫下腔静脉，使下肢静脉血液回流不畅。

（2）主要表现：大多数孕妇易发生足踝部水肿，而长期站立或坐位会加剧水肿，长期水肿可能会导致静脉曲张。

（3）护理措施：嘱其避免长久站立或坐位，指导她们做足背屈曲运动，以收缩肌肉，促使血液回流；休息和卧位时，注意抬高下肢，以促进静脉血液回流，同时避免摄取含高盐分的食物。

2.胃部灼热感

（1）相关因素：主要是因为子宫底升高，压迫胃部使胃内压力升高，再加上贲门松弛致使胃内容物反流至食管下段，甚至口腔，引起反流性食管炎。

（2）主要表现：孕妇常在妊娠末2个月时有胃部灼热感，常在进食后出现食管烧灼感，有时会吐酸水。

（3）护理措施：护士向孕妇解释清楚后指导其预防方法，避免过饱和睡前饮食，饭后勿立即卧床，避免摄入过多脂肪和油炸、产气及辛辣食物，进餐时勿饮大量液体，注意少量多餐。若有酸水逆流至口腔，则随时进行口腔清洁。

3.失眠

（1）相关因素：子宫增大腹部受压，不易找到舒适卧姿；妊娠后期不规律宫缩、胎动及夜尿增多。

（2）护理措施：提供舒适安静的睡眠环境，按时熄灯，避免大声喧哗；睡前避免摄取过多液体，穿宽松及吸汗的棉质衣裤；避免观看刺激性的书刊或影片；采用侧卧姿势，并以软枕支撑腹部，减轻宫缩胎动造成的不适。

4.便秘

（1）相关因素：与孕期肠蠕动减缓、液体入量少、缺乏户外活动及子宫及胎先露部的压迫有关。

（2）护理措施：多吃蔬菜水果，多喝水；养成每日定时排便的习惯。

5.痔

（1）相关因素：由于妊娠期增大子宫的压迫，阻碍了静脉回流，静脉内压力增高引起曲张所致。

（2）主要表现：妊娠晚期多见或明显加重，以疼痛、出血较为常见。

（3）护理措施：多休息，尽量平躺或取侧卧位，将臀部稍微抬高，以利骨盆腔及直肠肛门部血液回流；摄取足够的液体，适当吃些蔬菜和水果，保持大便通畅；可以用温热的盐水臀部（肛门处）坐浴。

6.下肢、外阴静脉曲张

（1）相关因素：妊娠子宫增大，压迫下腔静脉，下肢及会阴静脉回流缓慢，血液淤积，对静脉壁造成压力而使静脉曲张；妊娠晚期，增大的子宫还可压迫骨盆腔的静脉和外阴部静脉，加重症状。

（2）主要表现：可出现下肢肿胀不适或疼痛，易于疲劳，且在下午症状加重。

（3）护理措施：经常做下肢屈伸活动，增加静脉血液的流速，促进下肢静脉血的回流，减少下肢静脉压力；睡眠时用枕头垫高双腿，促使静脉血回流，防止便秘；使用循序减压弹力袜，以减轻静脉压力，防止静脉曲张。

7.腿部肌肉痉挛

（1）相关因素：可能因钙离子浓度降低，钙与磷比例失调引起神经系统应激功能过强有关，也可能与维生素D缺乏，影响钙离子吸收有关。

（2）主要表现：孕妇会在半夜由于肌肉痉挛疼痛而惊醒，以腓肠肌最常见。

（3）护理措施：当肌肉痉挛发作时，可做腓肠肌按摩，或让孕妇仰卧、屈膝，护士或家属一手握足，一手扶住膝部，突然使其伸膝，同时使足背屈以缓解疼痛；腓肠肌热敷理疗也可缓解疼痛。增加孕妇饮食中钙和维生素D的摄入。

8.腰背痛

（1）相关因素：由于妊娠子宫增大，向前凸出，孕妇为保持身体平衡而重心后移，肩部过度后倾，脊柱过度前屈，骨盆倾斜，背肌持续紧张引起。此外，还与妊娠期体内松弛素增加使骨关节韧带松弛有关。

（2）主要表现：孕妇常感腰背部疼痛，或感下腰部、腰骶部疲劳疼痛，体质虚弱者尤甚，有人还会发生骶髂关节及耻骨联合处隐痛或压痛，行走活动时加重，严重者妨碍活动。

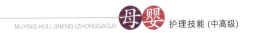

（3）护理措施：指导孕妇保持正确的坐、站、走路和提重物姿势；避免穿高跟鞋，睡硬板床；弯腰、提重物或起床时避免过度伸张背脊，以免造成背部扭伤使疼痛加重；严重者应卧床休息；适当增加钙摄入量；进行腰骶部热敷也有助于缓解症状。

9.下腹痛

（1）相关因素：与子宫圆韧带牵拉、承重有关。

（2）主要表现：腹股沟处疼痛和不适。

（3）护理措施：可应用托腹腹带，扶托腹部及松弛的关节，以减轻疼痛和不适。

10.肋缘疼痛

（1）相关因素：由于子宫底的位置上升（尤以36周时），对肋缘造成压力，有时因胎儿活动频繁等原因所致。

（2）主要表现：多在妊娠晚期，肋缘双侧或单侧剧烈疼痛。疼痛大多会自行缓解，至妊娠末期疼痛会更频繁，当胎头固定入骨盆时疼痛即消失。

（3）护理措施：当疼痛时，孕妇可托住疼痛部位，予以按摩，或者躺下休息以减轻疼痛。

11.仰卧位低血压综合征

（1）相关因素：孕妇在妊娠末期较长时间仰卧位时，由于巨大的子宫压迫下腔静脉，使回心血量减少，心搏出量减少所致。

（2）主要表现：血压降低，心率加快，面色苍白，出冷汗等。

（3）护理措施：孕妇避免长时间仰卧位休息，一旦发生，立即改为侧卧位，症状即可解除。

12.贫血

（1）相关因素：孕妇于妊娠后半期对铁的需要量增多，很容易造成贫血。

（2）护理措施：多吃富含铁的食物。从孕前及刚开始怀孕时，就要开始注意多吃瘦肉、家禽、动物肝及血（鸭血、猪血）、蛋类等；在吃富铁食物的同时，最好一同多吃一些水果和蔬菜，有助于铁的吸收；按时产检，及早发现贫血并采取相应措施纠正。

第三节　妊娠期饮食护理

妊娠期，孕妇不仅要维持自身的营养需求，还要保证受精卵在40周内发育成为体重达3000g左右的胎儿需要，并为分娩和泌乳等做好准备，因此妊娠期营养需求比非孕期高了许多。

妊娠期营养需求

孕妇的营养需求量比非妊娠期有所增加，各种营养素需求增加的程度不同。

（一）能量

中国营养学会修订的孕妇能量摄入量：正常轻体力活动的孕妇能量摄入量为 2300kcal/d。

中国营养学会推荐，妊娠早期孕妇每日约需增加能量 50kcal，或与未孕时基本相同。妊娠中、晚期，由于基础代谢率升高约 20%，胎儿生长发育及母体组织迅速增长，每日约需增加能量 200kcal。另外，孕妇可根据体重增长控制能量的摄入。

（二）碳水化合物

妊娠期碳水化合物的需求量发生改变。妊娠期碳水化合物提供的能量应占摄入总能量的 55%～60%。对有较重早孕反应而影响进食的孕妇，碳水化合物的摄入量每日不少于 130g，以防止酮症酸中毒。

（三）脂肪

脂类是脑及神经系统的重要组成成分，与智力发育有关，其摄入量约占总能量的 25%～30%。

（四）蛋白质

妊娠期须增加蛋白质的摄入量。中国营养学会建议：早期每天蛋白质的摄入量与未孕时基本相同，中期每天增加蛋白质 15g/d，晚期每天增加蛋白质 30g/d。动物类和大豆类等优质蛋白质摄入量不应少于总蛋白质摄入量的 1/3。

（五）维生素

维生素在体内含量虽少，但却是维持母亲和胎儿正常生长发育所必需的。在妊娠各期需摄取的维生素量见表 1-3，在胚胎成形时期，若未摄取充足的维生素，则可能引起先天畸形、流产、胎儿生长不良等。维生素摄取不足对母亲的影响可从产前延伸到产后，包括妊娠期的健康状况、产后乳汁的充足分泌、乳汁的成分等。但是若维生素摄取过量，同样对胚胎成形时期的生长发育产生不利或迟缓作用，出生后胎儿的健康状况也会较差。

维生素可分为脂溶性和水溶性两大类。

1.水溶性维生素。水溶性维生素包括维生素 B 族和维生素 C 等，过量的此类维生素（维生素 B_{12} 除外）会自尿液排出，因此孕期须适当补充。

（1）维生素 B_1：对胎儿发育和乳汁分泌影响较大。妊娠期宜每日增加 0.2mg 摄入量，种子胚芽、黄豆和瘦肉中维生素 B_1 含量亦较高。

表1-3 孕期营养需要——维生素

维生素推荐摄入量（RNI）	孕早期	孕中期	孕晚期
维生素 A(μgRE/d)	660+0	+70	+70
维生素 D(μg/d)	10	10	10
维生素 B_1(mg/d)	1.2+0	+0.2	+0.3
维生素 B_2(mg/d)	1.2+0	+0.1	+0.2
维生素 PP(mgNE/d)	12	12	12
维生素 B_6(mg/d)	1.4+0.8	+0.8	+0.8
维生素 B_{12}(mg/d)	2.4+0.5	+0.5	+0.5
维生素 C(mg/d)	100+0	+15	+15
叶酸 (mgDFE/d)	400+200	+200	+200

（2）维生素B_2：维生素B_2的缺乏可能与妊娠早期发生剧烈呕吐有关。动物肝脏、绿叶蔬菜、菌藻类和蛋黄中维生素B_2含量较高。

（3）叶酸：缺乏可引起巨幼细胞性贫血而导致流产，还易引起神经管畸形。孕妇宜每日补充叶酸600μg。动物肝、肾及绿色蔬菜中叶酸含量较高。

（4）维生素C：能促进体内蛋白质合成和伤口愈合过程，并能促进铁的吸收，防止贫血，还有稳固胎盘的作用。妊娠中晚期应每日增加15mg摄取量。各种新鲜水果和蔬菜中维生素C含量丰富，如绿叶蔬菜、西红柿、柿子椒、山楂、草莓等。

2.脂溶性维生素。脂溶性维生素包括维生素A、D、E、K四类，因其不能很快地由尿液排出，可造成摄取过量的毒性反应。

（1）维生素A：主要与人类视网膜上的色素成分合成和维持上皮组织的完整性有关。但也不可过多摄取，否则可能导致胎儿黄疸、腭裂、骨骼畸形等。动物肝脏、蛋黄及绿色蔬菜中维生素A含量较高。

（2）维生素D：调节血中钙离子浓度，促进体内钙与磷的吸收，有利于牙齿和骨骼的发育。妊娠期每天应摄入10μg维生素D。鱼肝油中维生素D含量较高。同时，孕妇每日应有1～2小时的户外活动，多晒太阳可以增加维生素D的摄入。

（3）维生素E、K：一般不需特别补充。

（六）矿物质

要注意孕妇对钙、铁、碘、磷的需求（见表1-4）。

1.钙和磷：是构成胎儿骨骼、牙齿的主要成分。孕妇每日约需钙800mg，磷720mg。孕妇如缺钙，轻者可出现腰腿病、肌肉痉挛等，重者易患骨质疏松症及牙齿松动，胎儿会因为缺钙而出现先天性骨软化症。因此，要关注孕妇钙和磷的摄入量，钙磷比为 1∶1。

2.铁：是造血的主要物质。母亲铁营养状况直接影响胎儿的生长发育，孕妇每天约需铁 18mg。缺铁将导致贫血，既影响孕妇体质，使抗病能力降低，易发生出血倾向，又可引起宫内发育迟缓。动物肝脏、瘦肉、虾米、黄豆、芝麻、芹菜等均含铁较多。

3.碘：为甲状腺素的主要成分之一。孕妇若摄碘不足，易发生甲状腺肿大，并影响胎儿生长发育，容易使胎儿患呆小症，故妊娠期应增加碘的摄取。妊娠期每天应增加 110μg 的碘摄取量。海产品中碘含量较高。

表 1-4　孕期营养需要——矿物质

矿物质推荐摄入量（RNI）	孕早期	孕中期	孕晚期
钙（mg/d）	800	800	800
铁（mg/d）	18+0	+7	+11
锌（mg/d）	8.5+2	+2	+2
碘（μg/d）	120+110	+110	+110

二　妊娠期体重管理

妊娠期孕妇体重的改变个体差异较大，直到妊娠足月时平均增加体重约 12.5kg，其中包括胎儿、胎盘、羊水、子宫、乳腺、母体血容量等，此外还有脂肪沉积作为能量储备。孕 13 周前体重变化不多，共约增加 1～2kg。妊娠中期至末期，每周增加不少于 0.3kg，但不大于 0.5kg，否则应注意有无妊娠水肿、羊水过多和能量摄入过多等情况。如小于 0.3kg，则需注意有无宫内发育迟缓的发生。国际上推荐按孕前体重指数指导孕期体重增加（见表 1-5）。

表 1-5　孕期体重增加的适宜范围

孕前体重类别	孕期体重增加值（kg）
低（BMI<18.5kg/m²）	11.0～16.0
正常（BMI 18.5～23.9kg/m²）	8.0～14.0
高（BMI 24.0～27.9kg/m²）	7.0～11.0
高（BMI>28kg/m²）	5.0～9.0

BMI：体重指数。

三 妊娠期膳食指导

（一）妊娠早期膳食原则

1.想吃就吃，少食多餐，不拘泥于进食时间，随心所欲。

2.食物清淡可口、烹调多样化。

3.多吃新鲜蔬菜和水果、豆类和豆制品，多喝水。

4.补充叶酸防止胎儿神经管畸形。

5.不喝酒精饮料、茶、咖啡及可乐，不吃含香精和人工色素的果汁、罐头食品等。

6.呕吐严重不能进食及饮水者，应及时送医院静脉补充葡萄糖。

（二）妊娠中期膳食原则

1.食物多样化，不偏食、不挑食。

2.多吃含铁丰富的食物，预防孕妇贫血。

3.保证供给胎儿机体和大脑发育所需的必需脂肪酸。适当吃核桃、花生等坚果类。

4.多吃新鲜蔬菜和水果，增加维生素和纤维素，帮助食物消化，减少便秘和痔疮。

5.合理烹调，减少维生素的丢失。

6.少食多餐，建议每日4～5餐。

（三）妊娠晚期膳食原则

1.摄入充足必需脂肪酸，如二十二碳六烯酸（DHA），促进胎儿大脑神经发育。

2.供给充足的钙和维生素D，但要注意补钙不宜过量，多晒太阳促进钙的吸收。

3.供给充足的铁，既可防治孕妇本身贫血，又可预防孩子出生后发生缺铁性贫血。

4.保证适宜的体重增长，妊娠最后一个月应适当限制脂肪和碳水化合物的摄入量，以免胎儿长得过大，增加难产机会。

5.适当限制食盐，特别是患妊娠水肿或妊娠高血压的孕妇，更应少盐饮食。

6.少食多餐。

（四）妊娠期不宜食用的食物

1.酒精。酒精是导致胎儿畸形和智力低下的重要因素，孕妇应禁酒。

2.味精。味精主要成分是谷氨酸钠，血液中的锌与其结合后便从尿中排出，味精摄入过多会消耗大量的锌，不利于胎儿神经系统的发育。因此，孕妇应少吃或不吃味精。

3.辛辣热性佐料。辣椒、花椒、胡椒、小茴香、八角、桂皮、五香粉等容易消耗肠道水分而使胃腺体分泌减少，造成胃疼、肠道干燥、痔疮、便秘或粪便梗阻。便秘时孕妇用力屏气解便，使腹压增加，压迫子宫内的胎儿，易造成胎儿不安、胎膜早破、自然流产、早产等不良后果。

4.含咖啡因的食物。含咖啡因的饮料和食品被孕妇大量饮用后，会出现恶心、呕吐、头疼、心跳加快等症状，并且咖啡因还会通过胎盘进入胎儿体内影响胎儿发育。此外，茶叶中含有鞣质，它能与铁结合而影响铁在肠道的吸收，诱发或加重孕妇的缺铁性贫血。所以妊娠期妇女要克服饮茶、咖啡、可可的习惯，力求少饮或不饮。

5.含有添加剂的食品。罐头食品、膨化食品和方便食品中大多数含有食品添加剂，是导致畸胎和流产的危险因素。油条在制作过程中添加的明矾是一种含铝的无机物，铝可通过胎盘侵入胎儿大脑影响胎儿智力的发育。孕期的饮食宜选择新鲜、当季的食物原料进行烹饪，少食加工食品。

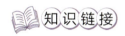 知识链接

产后抑郁

产后抑郁是女性在分娩早期出现的以哭泣、忧郁、烦闷为主的情绪障碍。抑郁多在产后3天内出现，持续7天左右，之后多数产妇的症状可减轻或消失，因而易被人们所忽视。

对大多数人来说产后抑郁只是一时的症状，不必治疗，但其中也有再次发作，持续1～2年，发展为抑郁症的。不过，这样的例子极少，而且接受治疗后通常可以康复。若症状持续，妨碍到日常生活，应尽早向专科医生咨询，积极诊治。

导致产后抑郁的原因，目前尚未完全明确，一般认为，与过往心理素质较差，对妊娠、分娩、育儿的不安累积及妊娠和分娩引起的内分泌急剧变化有关。

生孩子是人的社会生活中引起较强烈精神反应的刺激之一，面对刺激，机体会出现一系列生理、生化、内分泌、代谢免疫过程等变化，这些变化与反应者的个性、身体素质、以往生活经验、当时功能状态、社会支持等各种因素相关。由于每个人的情况不同，其严重程度与持续时间也不尽相同。有

的人仅表现为情绪的低落，短时间就可以消失，有的则发展为抑郁症，会感到消沉、沮丧、悲观、失望，严重者甚至会导致自杀或杀婴。

对产后抑郁，社会、家庭都要予以充分的重视，产妇在产前要尽量做好身体、心理、物质三方面充分的准备，从而顺利度过这一特殊时期。如何让产妇走出产后抑郁的阴影呢？

1.身体上：准妈妈要注意孕期的体育锻炼，以提高身体素质，特别是许多常坐办公室的女性，要每天参加一些适宜的有氧运动，使心肺功能得到锻炼，使机体能够在产后尽早恢复健康，适应繁忙的母亲角色。

2.心理上：生前对育儿知识要有一定的了解，在孩子出生后才不至于手忙脚乱。如可以在产前通过读书、听讲座、观摩等学习喂奶的方法、为婴儿洗澡的方法、正确抱孩子的姿势等。同时还要了解一些儿童常见病，对一些意外情况要有思想准备。

3.物质上：提前几个月为小宝宝的降生准备好所需的费用和衣服、被褥、尿布等，并要为母子准备好房间。

4.房间条件：房间要有充足的阳光，但不宜直射婴儿及产妇，可用窗纱遮挡。每天开窗通风，保持室内空气新鲜。如果怕孕妇吹风着凉，可在通风时让母子俩在其他房间待一会儿。

5.家庭气氛：家人不能对生男生女抱怨、指责，无论是生男生女都是自己的骨肉，要愉快地接受孩子和产妇，给产妇创造一个良好、和谐的家庭环境。

6.丈夫配合：月子里，丈夫最好能陪伴在产妇身边，协助产妇护理婴儿，如帮助产妇给婴儿洗澡、换尿布等。有些丈夫怕孩子哭影响自己的睡眠，夜里就独自到其他房间睡，这样会使孕妇觉得委屈，抑郁症状加重。丈夫要多陪伴产妇并应谅解妻子产褥期的情绪异常，避免争吵，细心照顾妻儿。

7.产妇的自我调节：产妇要认识到产后心理的特点，尽量避免悲观情绪的产生。正确对待生男生女。平时注意保持充足的睡眠，不要过度疲劳。闲暇时可听一些轻柔、舒缓的音乐，或看一些图文并茂的杂志，或读一些幽默故事来调节身心。

第二章　母乳喂养咨询指导

母乳喂养咨询指导是指通过咨询，了解母乳喂养过程中存在的问题并进行母乳喂养评估，进而判断母亲是否需要帮助和指导。

第一节　评估母乳喂养

母乳喂养评估需在喂哺婴儿时进行。

 观察母亲

（一）观察母亲的一般情况

1.母亲的年龄、健康、营养和社会经济状况。

2.母亲的表情，通过表情可以获知她的一些感受，如是否舒适、放松或紧张。

3.母亲的穿着，观察衣服是否使她哺乳有困难。

4.是否有其他家庭成员在场，他们对母乳喂养的态度。

5.是否准备了奶瓶。

（二）观察母亲抱婴儿的体位

1.母亲是否充满自信，舒适放松地抱着婴儿贴近自己，婴儿的鼻子是否对着母亲的乳房。如果母亲精神紧张，松垮地抱着婴儿，婴儿的脖子扭曲着，脸转向一边，这样婴儿就很难做到正确含接和有效吸吮，也因此不能得到充足的乳汁。

2.母亲抱新生儿时，应同时托着新生儿的头、肩和臀部，以确保新生儿的安全。对于大月龄的婴儿，只托着头和肩即可。

3.母亲表现出与婴儿"联结"的征象。母亲看着婴儿，抚摸并和他（她）说话，这就是"联结"的征象，有助于成功进行母乳喂养。如果母亲不看着婴儿，既不抚摸也不与之交谈，没有较好地与婴儿"联结"，母乳喂养过程中就有可能出现问题。

如果母亲对母乳喂养感觉好，而且她的喂哺体位正确，母乳喂养就容易成功。

（三）观察母亲托乳房的方法

1.母亲用"C"字形托起乳房的方法有助于婴儿有效地含接。如果母亲的手在接近乳晕的地方托着乳房，有可能会阻断乳腺导管，使婴儿吸吮困难而得不到充足的乳汁。

2.母亲如果用手指在婴儿鼻子前将乳房组织向后压，容易导致乳腺管阻塞。

3.母亲以"剪刀"式托着乳房。所谓"剪刀"式即食指在上、中指在下固定乳头和乳晕，这样使婴儿很难将更多乳晕含到嘴里，而且手指的压力可能阻断乳腺导管。

（四）观察母亲乳房的条件

母亲乳房和乳头的大小、形状，有无肿块、皲裂。如果婴儿离开乳房后发现乳头压扁了，或在乳头顶部或下方有条横线，说明含接姿势不正确。

（五）询问母亲哺乳时的感觉

如果母亲感觉舒适、高兴，表明婴儿含接姿势正确；如果感觉不舒服或乳头疼痛，则可能婴儿含接姿势不对。同时，应注意观察和询问母亲有无喷乳反射。母亲在分娩后头几天，可出现产后宫缩痛，表现为哺乳时感觉子宫疼痛，这是喷乳反射活跃的一种征象。

二 观察婴儿

（一）观察婴儿的健康状况

1.观察婴儿的健康、营养及警觉状况。

2.寻找可能会干扰母乳喂养的情况，如鼻塞、呼吸困难、鹅口疮、腭裂、唇裂、舌系带问题、黄疸等。

（二）观察婴儿吃奶的反应

1.比较小的婴儿想吃奶时会自己寻找母亲的乳房。婴儿可能会把头转来转去，张开嘴，舌头向下、向前吸住乳房。

2.较大的婴儿想要母亲哺乳时会转身并用手去够乳房。

3.婴儿吃奶时很安静，吃后很放松和满意，表明他（她）已经吃到足够的母乳。如果婴儿吃奶时很烦躁，拒绝或离开乳房，表明乳房含接不正确，没有吃到奶。

（三）观察婴儿含接姿势

婴儿含接姿势正确与否对照见表2-1。

表2-1 婴儿含接姿势正确与否对照

正确姿势	错误姿势
哺乳时乳房看起来呈圆形	哺乳时可看到乳房被牵拉
婴儿下颌贴到乳房	婴儿下颌没有贴到乳房
嘴张得很大	嘴张得不够大
下唇向外翻	口唇向前或下唇向里卷
面颊鼓起呈圆形	面颊紧张或吸吮时向内凹
嘴上方的乳晕比下方的多	嘴下方的乳晕比上方的多或上下乳晕一样多

1.可在自己的手背上模仿正确的含接姿势：张大嘴，舌头向下、向前，下唇外翻，慢而深地吸吮，吸一次大约1秒钟。

2.可在自己的大拇指上模仿不正确的含接姿势：嘴几乎是闭着的，口唇向前，面颊向里缩，快而小口地吸吮。

（四）观察婴儿的吸吮

1.慢而深地吸吮。通常婴儿先快吸几口以启动喷乳反射，当乳汁流出并充满婴儿的口腔时，他（她）即开始慢而深地吸吮，然后停顿一会儿，再开始几次较快的吸吮。这是婴儿吃到母乳时很重要的征象，表明他（她）含接姿势正确，吸吮有效。

2.一直快而浅地吸吮。这是婴儿没有吃到奶的征象，表明乳房含接不好且为无效吸吮。

3.看到或听到婴儿吞咽。当听到婴儿吞咽声或看见吞咽动作时，表明他（她）吃到了奶。

4.吸吮时伴有"咂咂"声，表明婴儿乳房含接不好。

5.吞咽时声音很响。当婴儿一次咽下大量液体时可发出很响的声音，表明婴儿吃到了很多乳汁。这种情况可能是正常的，但有时也可能会因供奶过多，乳汁流出过快，婴儿容易呛奶，反而导致母乳喂养困难。

（五）观察婴儿是否吃饱

1.新生儿出生后7～10天内体重应恢复至出生体重；此后体重持续增加，满月增长600g及以上。

2.婴儿的排尿和排便情况良好（见表2-2），说明婴儿摄入了足够的母乳。

表 2-2　婴儿排尿排便情况参照

婴儿年龄	湿尿片 /24 小时	含粪便的尿片 /24 小时
第 1 天	次数不等	次数不等，黑色、墨绿、黏稠胎粪
第 2 天	次数不等	次数不等，黑色、墨绿、黏稠胎粪
第 3 天	>3～5 个	>3～4 个，棕啡色、绿色至黄色、不太稠
第 4 天	>3～6 个	>3～4 个，棕啡色、绿色至黄色、不太稠
第 5 天	>3～6 个	>3～4 个，颗粒状、稀薄、芥末黄色
第 6 天	>6 个	次数不等，颗粒状、稀薄、芥末黄色
第 7 天	>6 个	次数不等，颗粒状、稀薄、芥末黄色

3. 婴儿自己放开乳房，表情满足且有睡意，表明乳汁充足。

4. 哺乳前乳房饱满，哺乳后变软，说明婴儿吃到了母乳。如果哺乳过程中乳房一直充盈饱满，说明婴儿吸吮无效。

5. 如果母亲在一侧乳房上喂哺时间过短（少于 15 分钟），将乳房从婴儿口中拔出或换另一侧乳房，均可能导致婴儿不能得到充足的乳汁。

（六）观察哺乳持续的时间

婴儿吃奶时间个体差异较大，过长（半小时以上）或过短（少于 4 分钟）均可能意味着有问题，但低出生体重儿或新生儿出生后头几天的母乳喂养时间较长是正常的。

附：母乳喂养观察表

母乳喂养观察表（见表 2-3）概括了评估母乳喂养的要点。该表左边所列征象表明母乳喂养进行得好，右边所列征象表明可能存在问题。每个征象旁有一方框，如你观察到母亲或婴儿有此征象即在方框中打"√"，没看到就不打。

表 2-3　母乳喂养观察表

母亲姓名：	婴儿姓名：
日期：	婴儿年龄：
母乳喂养进行良好的征象	可能出现困难的征象
体位：	
□ 母亲放松，觉得舒适	□ 母亲肩部紧张，倾向婴儿
□ 婴儿身体贴近母亲，面向乳房	□ 婴儿身体远离母亲
□ 婴儿的头及身体在一直线上	□ 婴儿颈部扭曲着

续表

☐ 婴儿的下颌碰到乳房	☐ 婴儿下颌未贴到乳房
☐ 婴儿的臀部被托着	☐ 婴儿仅肩及头被托着
反应：	
☐ 若饥饿，婴儿接近乳房	☐ 对乳房无反应
☐ 见婴儿觅食反射	☐ 未见到婴儿觅食反射
☐ 婴儿用舌头探找乳房	☐ 婴儿对乳房不感兴趣
☐ 婴儿在乳房部位很安静，很机敏	☐ 婴儿烦躁啼哭
☐ 婴儿含接乳房	☐ 婴儿离开乳房
☐ 母亲有射乳征象（乳汁漏出，宫缩痛）	☐ 母亲无射乳征象
情感联系：	
☐ 母亲安全自信地抱着婴儿	☐ 母亲紧张或无力地抱着婴儿
☐ 母亲面对面注视着婴儿	☐ 母亲不与婴儿目光接触
☐ 母亲常常抚摸婴儿	☐ 母亲几乎不抚摸，摇晃及抖动婴儿
乳房外观：	
☐ 哺乳后乳房变软	☐ 乳房肿胀
☐ 乳头突出伸长	☐ 乳头扁平或内陷
☐ 皮肤表现健康	☐ 乳头皲裂或皮肤发红
☐ 在哺乳时乳房看起来为圆形	☐ 乳房被牵拉或拉长
吸吮：	
☐ 嘴张得很大	☐ 嘴未张大、颌向前伸
☐ 下唇向外翻	☐ 下唇向内卷
☐ 舌头呈勺状环绕乳晕	☐ 看不见婴儿舌头
☐ 面颊鼓起呈圆形	☐ 面颊紧张或凹陷
☐ 婴儿嘴上方有更多的乳晕	☐ 婴儿嘴下方有更多的乳晕
☐ 慢而深地吸吮，有时突然暂停	☐ 仅有急促地吸吮
☐ 能看或听到吞咽	☐ 能听到咂嘴及弹响声
吸吮所用时间：	
☐ 婴儿松开乳房	☐ 母亲把婴儿抱离乳房
婴儿吸吮_____分钟	

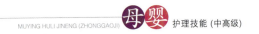

第二节　母乳喂养咨询沟通技巧

在母乳喂养过程中，新手妈妈经常会遇到各种各样的困惑，该如何解惑呢？为母亲提供喂养咨询，可以了解母亲在遇到问题时的感受，并帮助母亲做出对婴儿最好的决定。常用的母乳喂养咨询沟通技巧如下。

一　倾听和了解

对于腼腆的母亲，或母亲不熟悉交谈对象时，请母亲谈论自身感受并不容易，运用倾听技巧可使母亲感觉到有人关注她，会鼓励她和你谈得更多而不会冷场。

（一）使用有帮助的非语言性交流

非语言性交流是指使用除语言之外的姿势、表情等方式来表明你的态度。有效的非语言性交流使母亲感到你在关注她，这样母亲就愿意和你交谈。

有帮助的非语言性交流有：

1.坐下来，和母亲处于相同高度，移走和来访母亲之间的障碍（如桌子）。

2.问候并微笑注视着来访的母亲。

3.从容不迫，使母亲觉得你有时间坐下来安静地听她说话。

4.必要时适当抚慰。

（二）询问开放式的问题

询问开放式问题很有必要。回答这类问题时，母亲会告诉你一些信息。开放式问题常常以"何时""何地""如何""什么""为什么"开始，例如"宝宝怎么样啊？""你怎样喂养你孩子的呢？"这样双方都得到了相关的信息。

封闭式问题经常将提问人期望的答案告诉了母亲，母亲常用"是"和"否"来回答，因此帮助较少。封闭式问题常以"你是""他曾""他已经""她是不是"开始，例如"你的孩子吃母乳吗？""你喂母乳频繁吗？"如果母亲回答"是"，你仍然不知道她是纯母乳喂养，还是同时人工喂养。

（三）用应答和表情表示关注

另一种鼓励母亲交谈的方法是使用姿态，如微笑、点头、简单的应答等，例如"嗯""啊"。这些将显示咨询者对母亲的话题感兴趣，因此可以获得更多的信息。例如：

母亲："昨天我有点担心，宝宝吐了。"

咨询者："是吗？"（表示关注）

母亲："我不知道是不是因为我吃了什么东西，造成他（她）对我的奶不适应。"

咨询者："哦。"（点头回应）

（四）复述母亲所说的话

重复母亲说的话，表示我们已经听到并鼓励她接着说。最好使用稍微不同的语言。例如，如果母亲说："我的乳头很痛，我只好以奶瓶喂了。"你可以说："这种痛让你想停止喂母乳哈。"采用这种方式，让我们对母亲的话有所反应，这样可以得到更多的信息。

（五）同理心（表示理解母亲的感受）

同理心表明你理解对方的感受。如果母亲说："我的婴儿晚上吃个不停，让我很累。"你可以说："晚上喂奶真的让你累坏了哈。"说明你体会到母亲的感受，这就是同理心。这种交谈的重点是母亲的感受，容易让母亲放松，可以继续和咨询者沟通。

如果你回应的是具体问题，例如"你多久喂一次？""他（她）还吃了其他的东西吗？"母亲会觉得你没有领会她的意思。

（六）避免使用判断性词汇

判断性词汇指"对、错、好、坏、足够、正确"等。如果使用这些词汇提问，会让母亲觉得她做错了或者她的婴儿出了什么问题。例如：

咨询者："你好，宝宝的母乳喂养正常吗？"

母亲："我觉得是吧。"

这样双方都没有得到有用的信息。相反，

咨询者："你好，母乳喂养喂得怎么样？"

母亲："挺好的，我都没喂他（她）别的东西，护士说这个月他（她）长了1斤多了。"咨询者提问时避免使用判断性词句，得到了有用的信息。

二　树立信心和提供支持

母亲遇到喂养困难时容易丧失信心和耐心，会把问题归结到自己身上，如喂养方法或者是自己的母乳出了问题，从而屈服于家庭和朋友的压力。我们可以应用以下技巧帮助她建立起信心。

（一）接受母亲的想法和感受

不赞同或是批评母亲会让她觉得自己错了，影响自信心；但如果一味表示赞同，那么以后提出不同建议就会有困难。

"接受"的意思是做出中立的反应，既不同意也不反对。例如：

婴儿的母亲："我有两天没喂奶了，奶水可能会变酸。"

反对："母乳在乳房内不会变酸。"

赞同："在几天没喂后，母乳就不是很好了。"

接受："你担心你的奶水会变酸。"

（二）对母亲的正确做法表示认可和表扬

医护或家庭注意的总是不对的地方，并试图纠正。而作为咨询者，我们要学会发现母亲正确的做法，然后加以认可和赞许。这么做有以下好处：树立母亲的信心；鼓励母亲继续保持这些好的做法；使母亲以后更容易接受建议。

例如：一个母亲结束产假开始上班后，可能会给宝宝喝配方奶，然后下班回家还是继续给宝宝喂母乳，但是婴儿好像没有像以前那样爱吸奶。

咨询者应该怎么说？从以下三项中选一项：

1.你在家就喂母乳是明智的决定。

2.如果你用杯子，而不是用奶瓶喂他（她）吃配方奶会比较好。

3.宝宝通常在你开始使用奶瓶后就不想吃母乳。

（三）给予实际的帮助

有时实际的帮助胜于说教，比如可以手把手教给她们如何哺乳，注意哺乳的姿势、乳房含接等，或者告诉她怎么制作辅食。

（四）提供少量相关信息

相关信息是指当前对母亲有帮助的信息。

例如，一个母亲说："因为我的乳房小，所以我的奶水不够。"接受她的讲法："嗯，母亲常常担心自己乳房的大小。"以正面的方式提供正确信息："你知道，大乳房只是脂肪比较多，在乳房中制造奶水的是其中的腺体部分，一般大家都差不多。"

（五）使用通俗易懂的语言

给母亲讲解时使用简单常用的语句，因为多数母亲听不懂医学术语。例如：

专业术语：初乳是婴儿头几天所需要的完全营养。

通俗易懂的语言：这种一开始吃的黄色奶水正是婴儿头几天所需要的。

（六）提出一两条建议而不是命令

注意不要要求或者命令母亲，否则不利于她树立信心。咨询时建议母亲可以采用不同的做法，然后由她自己决定试不试，这样可以知道她的想法并且帮她树立信心。例如：

命令："让孩子和你睡在一起，如此他（她）晚上也可吃奶。"

建议："如果婴儿和你一起睡的话，晚上喂他（她）吃奶可能较轻松。"

第三节　挤奶、母乳的储存与消毒

产妇可能在有些情况下需要挤出母乳保存，虽然储存过程会对母乳的活性成分有一定的影响，但仍比配方奶好。

 挤奶

（一）挤奶适应证

1.母婴分离时刺激和维持泌乳。

2.哺乳期泌乳不足时增加泌乳。

3.婴儿生病住院或无法直接哺喂时，可以挤出乳汁喂哺婴儿。

4.在某些特定情况下，如早产儿、低体重儿、吸吮能力弱甚至没有吸吮能力时，维持或增加乳汁分泌。

5.外出或母亲上班后想要继续坚持母乳喂养，供其他看护者喂哺婴儿。

6.母亲住院或哺乳期使用禁止哺乳的药物时。

7.缓解乳胀、乳腺导管堵塞或者乳腺炎等乳汁淤积的情况。

8.乳头破裂或皲裂无法哺乳、母亲选择奶瓶喂养时。

（二）喷乳反射建立

挤奶前帮助母亲建立喷乳反射，对乳汁顺利从乳房中流出有重要作用，可以减少挤奶过程中的困难。以下是刺激喷乳反射的常用方法。

1.从心理角度帮助母亲

（1）帮助母亲建立对婴儿的美好情感，建立喂哺信心；

（2）可让母亲单独一人安静地坐好；

（3）可有好友陪伴，特别在有挤奶经验的母亲相伴时，更容易挤奶成功；

（4）挤奶时看着婴儿，尽可能与婴儿进行肌肤接触。如母婴分离，看着婴儿的照片也有帮助。

2.喝一些热饮：如牛奶、汤类，但不要喝咖啡和浓茶。

3.温敷乳房：用热水袋、热毛巾温敷乳房或热水淋浴，用手指轻轻揉搓或牵拉乳头，轻柔地按摩或拍打乳房。

4.按摩后背：母亲取坐位，向前弯曲，双臂交叉放在桌边，并将头枕于手臂上。脱去上衣，使乳房松弛、下垂，月嫂或亲属在脊柱两侧向下按摩。双手握拳，伸出拇指，双拇指用力点压、按摩，以小圆周运动形式沿脊柱从颈

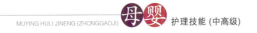

部向下移动至肩胛骨下方，持续按摩 2～3 分钟（见图 2-1）。

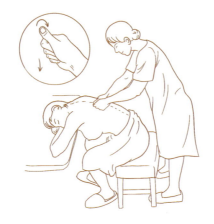

图 2-1　按摩后背

（三）挤奶的方法

1. 人工挤奶

（1）准备好储乳容器。可选用大口径的杯子、玻璃瓶。使用前用水将其洗净并用开水煮沸消毒。

（2）母亲把双手彻底洗净。

（3）母亲坐或站均可，以自己感到舒适为准。

（4）刺激喷乳反射，如温敷乳房或按摩后背。

（5）将容器靠近乳房，把拇指及食指放在距乳头根部 2cm 处，两指相对，其他手指托住乳房。

（6）用拇指及食指向胸壁方向轻轻下压，压力应作用在拇指及食指间乳晕下方的乳房组织上，不可压得太深。

（7）反复一压一放。本操作不应引起疼痛，否则说明方法不正确。第一次挤压可能没有乳汁滴出，但压过几次后，就会有乳汁滴出；如果喷乳反射活跃，乳汁还会流出。

（8）从各个方向按照同样方法按压乳晕边缘，要做到使乳房内每一个乳腺管的乳汁都被挤出。压乳晕的手指不应有滑动或摩擦式动作，应做类似于滚动式的动作，避免挤压乳头。

（9）在乳汁分泌不足的情况下，婴儿吸吮完母乳后，也可再用手挤 10 分钟左右，频繁刺激乳头，促进催乳素和催产素的分泌，增加乳汁分泌量。

2. 吸奶器挤奶

（1）手动吸奶器。手动吸奶器体积较小，携带方便，使用方法简单（见图 2-2）。可用单手或双手自由调节吸奶频率和力度。但因为手动操作，吸力和速度要靠自己掌控，所以比较费

2-1
手动吸奶器

力，耗费时间比较长，吸空乳房通常需要45 分钟左右。使用方法如下。

①使用前先洗净、消毒吸奶器，母亲洗净双手。

②选择一个自我感觉舒适的姿势。

③一只手将乳房、乳头聚拢朝向吸奶器密封罩中心，调整密封罩使其舒适且紧密地贴合乳房，避免空气从侧边漏出；另一只手托在乳房下方，使之紧密贴合。

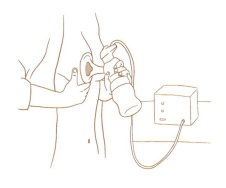

图 2-2　手动吸奶器

④吸乳准备模式：将把手顶部的孔卡入活塞第一挡（上）凹槽后，再轻按把手，根据自己的需要调整按压把手的速度和力度。

⑤吸乳模式：吸乳准备模式后，经过 1～2 分钟，母乳会开始流出，这时按压把手的前端，将把手顶部的孔卡入活塞第二挡（下）凹槽内，直到听到"咔哒"一声。重复进行把手握紧、松开的动作，以达到适合的吸力。

⑥吸乳结束后，建议再回到吸乳准备模式，以吸取乳房内可能存在的余乳。吸乳时如果感觉吸力太弱，可将把手握紧到底。吸力可以通过握紧、松开把手的动作幅度进行调整。相比加强吸力，舒适地吸乳更为重要。

（2）电动吸奶器。电动吸奶器一般带电源，携带不太方便，但它可以模仿婴儿吸吮节奏的快慢和吸力，省力省时，一般 15 分钟即可吸乳完毕。若母婴分离时间长，最好选用电动吸奶器（见图 2-3）。如果想节约时间，也可以选择双泵的电动吸奶器，两侧同时进行，可以刺激更多催乳素的分泌。使用方法与手动吸奶器不同点如下：

图 2-3　电动吸奶器

①接通电源后，自动进入吸乳准备模式，在吸乳准备模式下，按压"吸乳准备"键，可在"普通挡"和"慢速挡"间来回切换。

②按压"吸乳"键，切换至吸乳模式，并可在"吸乳强度"和"吸乳速度"间切换。

吸乳结束，切断电源。

2-2
电动吸奶器

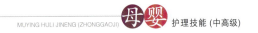

3.挤奶的频率和时间

母婴分离的产妇应该在分娩后 6 小时之内开始挤奶。一般 24 小时内至少挤 8～10 次。白天每隔 2～3 小时挤 1 次，夜间可间隔较长时间，每 5～6 小时挤 1 次。一般早晨乳汁充盈最旺盛，是挤母乳的最好时间，但如果婴儿晚上不需喂哺，睡前挤乳也较好。一侧乳房挤 3～5 分钟再换另一侧，反复进行，双手交换使用以免疲劳。为挤出足够的乳汁，每次挤奶的持续时间以 20～30 分钟为宜；若使用吸奶器吸乳，则持续时间应以 10～15 分钟为宜，避免过度负压对乳头造成损伤。

二 母乳的储存

（一）储存容器

母乳储存容器主要有玻璃容器和储乳袋。如果是短期存放，用玻璃容器；如果是长期冷冻保存，可以用专门的储乳袋。尽量不要用金属制品，因为母乳中含有丰富的活性因子，这些因子会附在金属上，从而降低母乳的营养。

储乳袋有单层和双层，单层储乳袋较为柔软单薄，易被划破，乳汁易渗漏，操作不当容易造成乳汁被污染；双层储乳袋能够较好地隔绝水分和氧气的渗透，能较好地保护冰冻母乳的抗氧化物质，对于需要大量冰冻的情况，这种储乳袋更为经济方便。

（二）母乳的保存方法

在室温下吸出的母乳最好放冰箱的冷藏室内保存（母乳保存时间详见表 2-4），在 24 小时内，哺育自己的新生儿是安全的，不需要进行消毒，喂哺前用温水将母乳温热至 38～39℃即可。母乳保存时间超过 24 小时或将乳汁喂哺其他的婴儿需要消毒。

1.新鲜母乳：在 25～37℃的条件下保存 4 小时；15～25℃的条件下保存 8 小时；15℃以下保存 24 小时。母乳不能保存在 37℃以上的环境中。

2.冷藏母乳：将母乳放置在冰箱的冷藏室最冷的部位保存，2～4℃可保存 2 天。

3.冰冻母乳：在冰箱的冷冻室储存母乳，可保存 6 个月。冷冻箱内只能放母乳，不能存放其他物品。母乳解冻后可保存 24 小时，冷冻过的母乳可放在冷藏室过夜解冻；不需要进行消毒，哺乳前用温水将母乳温热至 38～39℃即可，但不能再次冷冻。

表2-4 母乳不同温度下的储存时间

母乳	室温	冰包	冰箱	冰柜
新吸出的母乳，置于密闭容器中	4小时（不高于26℃）。如果条件允许，储存在冰箱内	24小时。有冰块的密封保温包（不高于15℃）	2天	冰箱内单开门冷柜存放3个月，深冻冰柜（-18℃以下）存放6~12个月
冷冻移至冷藏但未加热的母乳	不超过4小时（即下次哺喂）	无法确定	冷藏24小时	不能再冰冻
热水解热的母乳	及时哺喂	不能保存	4小时（不超过下次哺喂时间）	不能冰冻
婴儿喝剩下的母乳	喝不完丢弃	丢弃	丢弃	丢弃

母乳保存注意事项如下：

（1）挤乳或吸乳前洗净双手，洗净配件。

（2）使用已消毒的储乳袋或储乳瓶。

（3）储乳袋为一次性使用产品，不可以重复使用。

（4）储存量一般不超过120ml/份。纯母乳喂养婴儿的每顿母乳量一般在60~120ml，为减少浪费，建议每份参考婴儿每顿摄入量，一般不超过120ml。

（5）母乳冰冻后体积会增加，建议乳汁量不超过容器容量的3/4。

（6）多次吸出的乳汁可以在冷藏至相同温度后合并。一般建议吸出后冷藏1小时后合并，不可将新鲜母乳和冰冻母乳合并。

（7）母乳冷藏后会分层，这是正常现象。加温时避免剧烈摇晃，轻轻混匀即可，以免母乳成分受到破坏。

三 母乳的消毒

母乳的消毒可采用巴氏消毒法，即将乳汁放在62.5℃的恒温箱内消毒30分钟。此方法既可以除掉母乳中的细菌，又不会破坏母乳的营养成分。

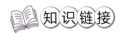

知识链接

辅助哺乳工具

（一）硅橡胶乳头保护罩

1.适用对象：硅橡胶乳头保护罩适用于乳头受伤或开裂、乳头扁平或凹陷、乳头较小等不适合哺乳的产妇。

2.使用方法：用卫生棉球清洁乳头及乳晕，将乳头保护罩置于乳头上用手压住，让婴儿吸吮。为使婴儿习惯，需要先将母乳挤入保护罩中让婴儿吸吮。

2-3
硅橡胶乳头
保护罩

（二）乳头吸引器

1.适用对象：乳头吸引器适用于产后因乳头扁平或内陷无法直接哺乳的产妇和产后想吸出乳头或者进行乳头按摩的产妇。

2.使用方法：将吸引器帽放在乳头上，挤压球形硅橡胶泵头部分即可。

2-4
乳头吸引器

3.注意事项：使用本产品时吸出的母乳不要喂给婴儿；使用前应充分洗净双手、乳房、乳晕；如吸引压力过大，有可能会感觉到疼痛，请勿一次性吸出，可增加挤压次数，温和地吸出乳头。

（三）储乳包

1.组件：由储乳包和环形冰袋组成。

2.使用方法：使用前，将环形冰袋放在冰箱冷冻室冷冻12小时以上；放入吸出的母乳时，先将环形冰袋包裹住母乳储存瓶，再将吸出的母乳放入储存瓶中；将用环形冰袋包裹住的母乳储存瓶及吸奶器放入储乳包中。

3.注意事项：储乳包用于外出携带等情况下临时储存母乳。每次吸乳和储存母乳前，务必洗净双手；储存母乳务必使用专用母乳储存器（推荐冷藏用母乳储存瓶）；用柔软的湿布擦拭内层材料，以防止刮伤，影响其质量。冷藏母乳时，不要超过最大刻度，以免发生泄漏；储乳包内放入吸奶器和母乳储存瓶后，应小心轻放，以避免摔落导致内置产品破损。

第四节　母亲常见感染时的母乳喂养

母乳是婴儿的最佳食物，但母亲存在感染时，因担心母乳喂养可将病原体传给子代，造成母乳喂养困惑，甚至不必要地放弃母乳喂养。围产医学专家组根据病原体母婴传播的研究进展，对母亲常见感染时能否母乳喂养达成共识，见表2-5。

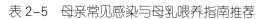

表2-5　母亲常见感染与母乳喂养指南推荐

病原体	能否母乳喂养	要点
乙型肝炎病毒	能	前提是接受乙肝主被动联合免疫（即出生后12小时内注射乙肝免疫球蛋白，乙肝疫苗分别在0，1，6个月时接种）；母亲高病毒载量或HBeAg阳性、乳头皲裂或出血、肝功能异常、婴儿存在口腔溃疡或其他损伤等，鼓励母乳喂养
丙型肝炎病毒	能	乳头皲裂、出血时，应暂停直接母乳喂养，乳汁可消毒后喂养
甲型或戊型肝炎病毒	能	母亲病情严重时，暂停母乳喂养，以利于母亲康复
巨细胞病毒	能	出生胎龄＜32周或出生体重＜1500g的早产儿，建议母乳消毒后喂养
单纯疱疹病毒	能	乳房或乳头有病变，不可直接哺乳，但母乳经消毒可喂养，其他部位感染，均可直接哺乳
水痘病毒	能	同单纯疱疹病毒。有条件时，新生儿可注射普通免疫球蛋白
带状疱疹病毒	能	同单纯疱疹病毒
艾滋病病毒	个体化	提倡人工喂养；避免母乳喂养；杜绝混合喂养
流感病毒	能，间接哺乳	注意隔离，避免直接哺乳，乳汁挤出后由他人喂养，无须消毒；母亲症状消失后可直接哺乳
新型冠状病毒	能，间接哺乳	注意隔离，避免直接哺乳；乳汁挤出后由他人喂养，无须消毒；母亲咽拭子核酸转阴后可直接哺乳
登革热病毒	能，间接哺乳	发病早期乳汁挤出后经巴氏消毒后可间接喂养；发病10天后可直接哺乳
寨卡病毒	能	乳汁存在病毒，但不引起新生儿感染，无须消毒
结核杆菌	正规治疗14天后且痰结核菌阴性者，能	以下情况不能直接哺乳：未经正规治疗、痰结核菌阳性、乳腺结核、乳头或乳房损害、合并HIV感染；但乳汁消毒后可由他人喂养
梅毒螺旋体	正规治疗后，能	未规范治疗和乳头破裂者暂缓直接哺乳；规范治疗后乳汁经巴氏消毒后可喂养
钩端螺旋体	规范治疗后，能	治疗期间，乳汁经巴氏消毒后可喂养；抗生素治疗5~7天后，可直接哺乳

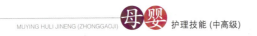

续表

病原体	能否母乳喂养	要点
弓形虫	规范治疗后，能	未规范治疗者，暂缓直接哺乳，乳汁经巴氏消毒后可喂养
疟原虫	规范治疗后，能	治疗期间，乳汁经巴氏消毒后可喂养
乳腺炎或乳腺脓肿	绝大部分能	排空乳汁是重要的治疗手段；母亲使用抗生素期间也可直接哺乳

第五节　断　奶

断奶，被定义为母乳喂养的结束。这不是一个行为，而是一个过程，是从婴儿摄入乳汁以外的任何食物开始，到最后一次母乳喂养结束。

 一　断奶建议

世界卫生组织和联合国儿童基金会联合倡议：至少纯母乳喂养六个月，并在添加辅食的基础上坚持哺乳 24 个月以上。美国儿科学会建议，至少应在出生后的第一年采用母乳喂养，然后只要母亲和孩子都想母乳喂养，母乳喂养则仍可持续下去。什么时候结束，由妈妈和宝宝决定。

二　断奶的方法

一般分为几个类别：逐步断奶、部分断奶和突然断奶。逐步断奶可使母亲避免因乳房肿胀而引起的疼痛，并降低乳腺炎的风险，同时也给母亲充分的时间做好断奶之前的各项准备，以确保婴儿接受所给予的替代食物。

（一）从出生到 12 个月逐步断奶

12 月龄之内婴儿的逐步断奶通常需要用婴儿配方奶代替母乳喂养。从纯母乳喂养过渡到完全断奶可能需要 2～3 周的时间。此期间逐步断奶应做到以下几点：

1.观察婴儿每天进行母乳喂养的时间。

2.每天选择其中的一次母乳喂养用配方奶代替喂养。

3.至少等待 3 天后，每天选择其中的两次母乳喂养用配方奶代替，以此类推，让产妇的产奶舒适而逐步地减少。

如果母亲感觉涨奶，应根据实际需要采取挤奶的办法，让母亲感觉更舒适一些，或给婴儿哺乳一小会儿让乳房软化。断奶时，给予孩子更多的关注和拥抱。

（二）12 个月后逐步断奶

只要母亲尊重孩子的喜好，12 个月后逐步断奶应该是最令人愉悦的过程。尝试不同的断奶方法，并采用下列最适合孩子的任意一种。

1.不主动哺乳，也不拒绝哺乳，也就是说当孩子想要吃奶时就给他（她）吃，如果孩子没有要求吃奶，就不要主动哺乳。

2.定期给婴儿三餐进食，中间加点心或零食，减少婴儿饥饿感，并开展与婴儿年龄相适应的娱乐活动。

3.改变日常惯例。想想婴儿会在何时何地要求母乳喂养以及如何改变日常惯例，这样他（她）就不会老惦记着母乳了。

4.让母亲的伴侣也参与进来。通常孩子在早晨醒来时要母乳喂养，可以请她的伴侣早点唤醒孩子，给孩子喂食，或者帮助婴儿在夜间继续睡觉。

5.在孩子要求母乳喂养之前，喂食他（她）喜欢的母乳替代品或食物以分散孩子的注意力。

6.推迟喂奶，延长喂奶间隔。这适合于年龄大一些且耐得住等待的孩子。

7.缩短母乳喂养时长。适合 2 岁以上的孩子。

8.如果孩子已发育成熟到可以脱离母乳喂养，则可以通过与孩子一起商量提早放弃母乳喂养。

断奶过程中，要根据孩子的反应和喜好调整断奶计划，在出现异常情况如生病时，要灵活应变，可以等病愈后再断奶。如果孩子在断奶过程中出现烦躁、哭闹不停或婴儿出现行为的变化，如口吃、夜醒、过于黏人、母婴分离恐惧、咬乳和便秘等，可能意味着断奶操之过急。

（三）自然断奶

这是一种逐步断奶，可以让孩子自然发育到脱离母乳喂养。发生自然断奶的年龄因人而异。年龄较大的孩子通常不像年幼的婴儿那样需要经常母乳喂养，故继续母乳喂养的母亲应对的方法是保持母乳喂养的私密性，避免在不太友好的场所进行母乳喂养。

1.限定孩子母乳喂养的时间和地点。

2.出门时带点零食、玩具和书籍，以便在孩子想要吃奶时分散他（她）的注意力。

3.母亲选择穿合适的衣服，两件套和罩衫的效果会比较好。

4.离家较远时，寻找隐秘场所进行母乳喂养，例如试衣间。

5.建议她参加母乳喂养支持小组。

（四）部分断奶

部分断奶是指减少一部分母乳喂养，采用其他的方式混合喂养。这可以作为工作或外出的母亲逐渐完全断奶的一种替代方法。

在进行部分断奶之前，应确定给婴儿喂食什么食物来替代母乳。

如果想要进行部分断奶，首先要注意婴儿平常的母乳喂养时间，并决定要放弃哪些时段。在放弃的时段内，每天在同一喂养时间给予替代性食物。

在放弃另一次母乳喂养之前（第二次），应至少等待 3 天的时间，让母亲的泌乳量向下调整。如果感觉乳房充盈，母亲可以挤出适量的乳汁以保持舒适。这将逐渐减缓母亲的泌乳量，同时避免疼痛和相关健康风险。

当母亲达到预期的母乳喂养水平，不再感觉到母乳喂养间隙的乳房充盈时，就意味着已经实现了断奶。她可以在这个水平无限期地保持母乳喂养。

（五）突然断奶

这对于母亲和婴儿来说身心两方面都非常煎熬。母乳喂养疼痛的母亲更容易突然断奶。突然断奶引起乳房过度充盈，这可能导致剧烈的乳房疼痛，并可能导致乳腺炎。

对于婴儿而言，突然断奶可能比逐步断奶更难调整好情绪。在断奶期间，应给予婴儿更多的关注和抚触。

三 断奶期间的舒适措施

断奶越平缓，所需的舒适措施就越少。挤奶可以增加母亲在断奶期间的舒适感，降低健康风险。无论是逐步断奶还是突然断奶，母亲都可以采用挤奶的方式来保持舒适感。任何时候，当她感觉乳房胀满，都可以挤出适量的乳汁让自己感觉舒适。

1.将裹在布内的冰袋敷在乳房上以减少肿胀。

2.洗个热水澡，缓解肿胀，使乳汁流动。

3.穿着舒适的、有支撑的胸罩。

4.将冰镇包心菜叶放在胸罩中，每次敷 20～30 分钟，每隔 4～6 小时敷一次。

5.芒硝外敷。把芒硝敲碎，芒硝粉用凉水调匀，装在布袋里面，大概0.25cm的厚度，放在乳房的下面进行外敷，芒硝变硬后可用凉水将药包喷湿后外敷，每天换药一次，大概 2～3 天可以起到回乳的效果。

6.每天用 60～90g 炒麦芽煮水代茶饮。

7.遵医嘱服用维生素 B_6。

第三章　进餐与食谱编制

一个良好的饮食习惯，不仅可以促进婴幼儿生长发育，还可以提高婴幼儿的免疫力，让婴幼儿长得好，少生病。但是，很多照顾者在婴幼儿进食上犯了难，给婴幼儿吃什么才有营养？怎么才能养成良好的饮食习惯？婴幼儿边玩边吃可以吗？这些问题，在本章将给予一一解答。

第一节　平衡膳食的原则与要求

平衡膳食是指构成膳食的食物种类多样，营养素齐全，且各种营养素之间的数量和比例符合婴幼儿生长发育需求，其核心是膳食的质量和数量要符合营养学要求。

一　食物能量分配要科学

1.蛋白质、脂肪、碳水化合物三大营养素供能比例分别为12%～15%、30%～35%和50%～60%。

2.蛋白质中动物蛋白应占1/2以上，脂肪中不饱和脂肪酸占脂肪总量的1/3。

3.蔬菜和水果主要供给矿物质与维生素，应经常保持合理搭配。

4.幼儿期一日三餐和点心（零食）的供给比例为：早餐20%、午餐35%、点心15%、晚餐30%。

二　食物种类多样化

一份平衡膳食，主食、蔬菜、优质蛋白这三类食材缺一不可，否则很难保证每天的营养所需。食物多样化也是平衡膳食的基本原则，只有一日三餐食物多样，各种食物中的营养成分互相补充，才有可能达到营养均衡。1岁以后婴幼儿的膳食种类要求在 10 种以上，按一日三餐分配，早餐摄入 4～5 个品种，午餐摄入 5～6 个品种，晚餐摄入 4～5 个品种，加上零食 1～2 个品种，同时每天确保摄入 400～500ml 乳制品。

第二节　婴幼儿良好饮食习惯的养成

一　进食要定时、定位、专心

1.定时进餐。胃排空的时间有一定的规律性，1～2 个月的小婴儿吃母乳，一般间隔 2～3 个小时 1 次。随着胃容量逐渐增大，每次哺乳量增多，胃排空时间逐渐延长，到 4～5 个月时就会自然地形成 3～4 个小时哺乳 1 次的习惯。随着月龄的增加，饮食也从流质过渡到半流质、固体食品，胃排空的时间也逐渐延长。1～2 岁时每日可安排进食 5 次,2 岁后可逐渐过渡到一日 3 次主餐，另外定时加餐。

2.定位进餐。从第 6 个月开始添加辅食时，可以让婴幼儿坐在宝宝专用座椅上，和家人一起围坐在餐桌旁，使用独立的小碗、小勺、杯子等餐具。婴幼儿每次坐下后，看到这些餐具便通过条件反射知道该吃东西了，就会有口唇吸吮及唾液的分泌，让婴幼儿做好生理和心理上的准备（见图 3-1）。

3.专心进餐。训练婴幼儿吃饭时要专心，不要在吃饭时跟婴幼儿谈论与吃饭无关的话题，更不要开着电视吃饭（见图 3-2）。有的家长常在饭前或吃饭时进行批评教育，这对婴幼儿的健康是不利的，要让婴幼儿吃饭时保持轻松愉快的心情。

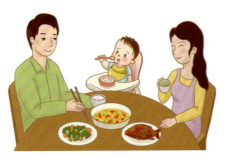

图 3-1　定位进餐

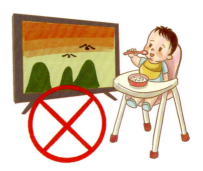

图 3-2　吃饭时不看电视

不偏食、不挑食、细嚼慢咽

婴幼儿处于快速生长期，需要的能量和营养素多。摄入食物种类越多，得到的营养越全面。婴幼儿偏食、挑食是食欲不佳的表现之一，会引起营养缺乏性疾病。可以采用多种方法应对偏食和挑食行为。

1.增进食欲。餐前勿让婴幼儿吃零食，保证适当的运动，增进食欲。按照同类食物互换、多种多样原则调配一日三餐，从品种、形态、颜色、口感、变换烹调方法等入手，为婴幼儿准备一份色、香、味俱全的食物，通过视、听、嗅、味的感觉信息，增加其对食物的认识和兴趣，增进食欲。为婴幼儿准备喜欢的餐具，也可增加其对食物的兴趣和好感。

2.减少关注。婴幼儿在成长的某一阶段会对某些食品表现出偏好或者厌恶，这是一个正常现象，度过这一阶段后这种状况会有所改变，但是如果照顾者在婴幼儿进食时过多关注这种现象，则会强化婴幼儿的偏食行为。

3.态度一致。成人对偏食婴幼儿的态度应一致，不要用哄骗的方式引诱其进食，不许诺、不威胁、不追着喂食。进食前可以用诱导法，成年人表现出对食品有兴趣，并装着很好吃的样子，大口大口地吃，以诱导婴幼儿对该食品的兴趣。在婴幼儿尝试以前不喜欢的食品时给予肯定和鼓励。

4.采用"饥饿疗法"。偏食、挑食的婴幼儿不想进食的时候，应待其饥饿时再进餐。

第三节 不同月龄婴幼儿喂养指南

中国营养学会组织编写的《中国婴幼儿喂养指南（2022）》，按不同年龄分为《0～6月龄婴儿母乳喂养指南》《7～24月龄婴幼儿喂养指南》《学龄前儿童膳食指南》三部分，对于婴幼儿喂养分别提出明确的准则和核心推荐，有助于普及婴幼儿合理喂养的科学知识与理念，助力"健康中国"建设。

一 0～6月龄婴儿母乳喂养指南

1.母乳是婴儿最理想的食物，坚持6月龄内纯母乳喂养。

（1）母乳喂养是婴儿出生后最佳的喂养方式。

（2）婴儿出生后不要喂任何母乳以外的食物。

（3）应坚持纯母乳喂养至婴儿满6月龄。

（4）坚持让婴儿直接吸吮母乳，只要母婴不分开，就不用奶瓶喂哺人工

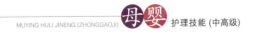

挤出的母乳。

（5）由于特殊情况需要在婴儿满 6 月龄前添加母乳之外其他食物的，应咨询医务人员后谨慎做出决定。

（6）配偶和家庭成员应支持并鼓励母乳喂养。

2.出生后 1 小时内开奶，重视尽早吸吮。

（1）分娩后母婴即刻开始不间断地肌肤接触，观察新生儿觅食表现，帮助其开始母乳喂养，特别是让婴儿吸吮乳头和乳晕，刺激母乳分泌。

（2）出生后体重下降只要不超过出生体重的 7% 就应坚持纯母乳喂养。

（3）婴儿吸吮前无须过分擦拭或消毒乳房。

（4）通过精神鼓励、专业指导、温馨环境、愉悦心情等辅助开奶。

3.回应式喂养，建立良好的生活规律。

（1）及时识别婴儿饥饿及饱腹信号并尽快做出喂养回应，哭闹是婴儿表达饥饿信号的最晚表现。

（2）按需喂养，不要强求喂奶次数和时间，但出生后最初阶段会在每日 10 次以上。

（3）婴儿异常哭闹时，应考虑非饥饿原因。

4.适当补充维生素 D，母乳喂养无须补钙。

（1）纯母乳喂养的婴儿出生后数日开始每日补充维生素 D 10μg。

（2）纯母乳喂养的婴儿不需要补钙。

（3）出生后应注意补充维生素 K。

5.任何动摇母乳喂养的想法和举动，都必须咨询医生或其他专业人员，并由他们帮助做出决定。

（1）绝大多数母亲都能纯母乳喂养自己的孩子。

（2）母乳喂养遇到困难时，需要寻求医生和专业人员的支持。母亲不要放弃纯母乳喂养，除非医生针对母婴任何一方的原因明确提出不宜母乳喂养的建议。

（3）相对于纯母乳喂养，给 6 月龄内婴儿任何其他食物喂养对婴儿健康都会有不利影响。

（4）任何婴儿配方奶都不能与母乳相媲美，只能作为母乳喂养失败后的无奈选择或母乳不足时对母乳的补充。

（5）不要直接用普通液态奶、成人和普通儿童奶粉、蛋白粉、豆奶粉等喂养 6 月龄内婴儿。

6.定期监测婴儿体格指标，保持健康生长。

（1）身长和体重是反映婴儿喂养和营养状况的直观指标。

（2）6月龄内婴儿每月测量一次身长、体重和头围，病后恢复期可适当增加测量次数。

（3）选用国家卫生标准《5岁以下儿童生长状况判定》（WS/T 423—2013）判断生长状况。

（4）出生体重正常婴儿的最佳生长模式是基本维持其出生时在群体中的分布水平。

（5）婴儿生长有自身规律，不宜追求参考值上限。

二　7~24月龄婴幼儿喂养指南

1.继续母乳喂养，满6月龄起必须添加辅食，从富含铁的泥糊状食物开始。

（1）婴儿满6月龄后继续母乳喂养到两岁或以上。

（2）从满6月龄起逐步引入各种食物，辅食添加过早或过晚都会影响健康。

（3）首先添加肉泥、肝泥、强化铁的婴儿米粉等富含铁的泥糊状食物。

（4）有特殊需要时须在医生的指导下调整辅食添加时间。

2.及时引入多样化食物，重视动物性食物的添加。

（1）每次只引入一种新食物，逐步达到食物多样化。

（2）不盲目回避易过敏食物，1岁内适时引入各种食物。

（3）从泥糊状食物开始，逐渐过渡到固体食物。

（4）逐渐增加辅食频次和进食量。

3.尽量少加糖盐，油脂适当，保持食物原味。

（1）婴幼儿辅食应单独制作。

（2）保持食物原味，尽量少加糖、盐及各种调味品。

（3）辅食应含有适量油脂。

（4）1岁以后逐渐尝试淡口味的家庭膳食。

4.提倡回应式喂养，鼓励但不强迫进食。

（1）进餐时父母或喂养者与婴幼儿应有充分的交流，识别其饥饱信号，并及时回应。

（2）耐心喂养，鼓励进食，但绝不强迫喂养。

（3）鼓励并协助婴幼儿自主进食，培养进餐兴趣。

（4）进餐时不看电视，不玩玩具，每次进餐时间不超过20分钟。

（5）父母或喂养者应保持自身良好的进餐习惯，成为婴幼儿的榜样。

5.注重饮食卫生和进食安全。

（1）选择安全、优质、新鲜的食材。

（2）制作过程始终保持清洁卫生，生熟分开。

（3）不吃剩饭，妥善保存和处理剩余食物，防止进食意外。

（4）饭前洗手，进食时应有成人看护，并注意进食环境安全。

6.定期监测体格指标，追求健康生长。

（1）体重、身长、头围等是反映婴幼儿营养状况的直观指标。

（2）每3个月测量一次身长、体重、头围等体格生长指标。

（3）平稳生长是婴幼儿最佳的生长模式。

（4）鼓励婴幼儿爬行、自由活动。

三　学龄前儿童膳食指南

在《中国居民膳食指南（2022）》8条平衡膳食准则的基础上，增加5条核心推荐。

1.基础准则

（1）食物多样，合理搭配。

（2）吃动平衡，健康体重。

（3）多吃蔬果、奶类、全谷、大豆。

（4）适量吃鱼、禽、蛋、瘦肉。

（5）少盐少油，控糖限酒。

（6）规律进餐，足量饮水。

（7）会烹会选，会看标签。

（8）公筷分餐，杜绝浪费。

2.核心推荐

（1）食物多样，规律进餐，自主进食，培养健康饮食行为。

（2）每天饮奶，足量饮水，合理选择零食。

（3）合理烹调，少调料少油炸。

（4）参与食物选择与制作，增进对食物的认知和喜爱。

（5）经常户外活动，定期体格测量，保障健康成长。

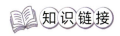 知识链接

编制不同月龄婴幼儿食谱可参考表 3-1、表 3-2、表 3-3、表 3-4。

表 3-1 7~12个月宝宝一日膳食安排（供参考）

上午	06:00	母乳或配方奶 100~150ml
	09:00	母乳或配方奶 100~150ml
	10:00	蛋黄（全蛋）和适量的果汁或果泥
	12:00	鸡肝粥（在粥里加 15g 肝泥、25~50g 碎菜）
下午	15:00	150~200ml 母乳或配方奶
	16:30	25~50g 菜泥或果泥
	18:00	软面片，20g 菜泥，25g 鱼泥
晚上	21:00	150~200ml 母乳或配方奶

表 3-2 13~18个月宝宝一日膳食安排（供参考）

上午	06:00	配方奶 200~250ml，细软面包 25g
	08:30	炖鸡蛋（鸡蛋 1 个，植物油 5g），苹果 100g
	12:00	软饭（米 40~50g），清蒸带鱼（带鱼 30g、盐少许），虾皮炒青菜（虾皮 3g、青菜 50g、油 5g），胡萝卜豆腐汤（胡萝卜 5g、豆腐 10g）
下午	15:00	蔬菜肉包（面粉 25g、肉 10g、大白菜 10g）1 个，梨 100g
	18:00	软饭（米 40~50g），豌豆炒虾仁（豌豆 15g、虾仁 25g、油 5g）
晚上	21:00	配方奶 200~250ml

表 3-3 19~24个月宝宝一日膳食安排（供参考）

上午	07:00	配方奶 200ml，鸡蛋 1 个，麦片 20g
	09:00	配方奶 100ml，饼干 1 块
	12:00	荠菜馄饨（面粉 35g、荠菜 30g、肉末 30g、麻油 3g、盐适量）
下午	15:00	蒸鸡蛋（鸡蛋 1 个、油 2g、盐适量）
晚上	18:00	软饭 100g，青菜豆腐干（青菜 30g、豆腐干 10g、油 10g、盐适量），菠菜蛋花汤（菠菜 50g、鸡蛋 25g、盐适量）
	21:00	牛奶 250ml

表3-4　25~36个月宝宝一日膳食安排（供参考）

上午	08:00	鲜牛奶 200ml，面包 35g
	10:00	果汁 100g，蛋糕 20g
下午	12:00	八宝粥 75 克，花卷 1 个，砂锅豆腐 100g
	15:00	新鲜水果 60g，面包或番茄豆沙夹 50g，酸奶 125ml
晚上	18:00	南瓜饭 100g，花菜炒肉（花菜 50g、瘦肉 50g），番茄蛋汤（番茄 50g、鸡蛋 25g）
	21:00	牛奶 250ml

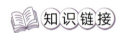 知识链接

餐具使用训练

1.从 6 个月添加辅食开始，就应该使用小匙喂泥状食品，不可以把奶嘴的孔剪大喂婴幼儿泥状食品。

2.从 7 个月开始，鼓励婴幼儿自己从盘子（硅胶碗见图 3-3）里手抓食物进食，以促使其在进食时感受进食乐趣，为以后用小匙进食打下基础。

3.训练婴幼儿用拇指和食指拿东西，给婴幼儿做一些能够用手拿着吃的食物。

4.1 周岁左右的婴幼儿，开始训练使用勺子（见图 3-4），可以完整地将饭盛到勺中。

5.婴幼儿能够使用勺子后，开始训练使用叉子（见图 3-4），叉到食物，并通过手腕，将食物送进口中。

6.一岁半左右开始训练使用筷子（见图 3-5），能够夹起食物。

7.2 岁左右的婴幼儿已经能自己进食了，应训练其自己拿着杯子饮水（见图 3-6）。

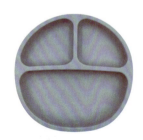 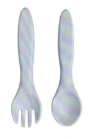 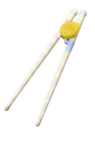 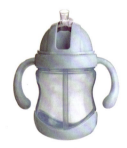

图 3-3　硅胶碗　　　图 3-4　硅胶勺　　　图 3-5　筷子　　　图 3-6　学饮杯

第四章　睡眠与排泄

　　睡眠要占我们一生中 1/3～1/2 的时间，婴幼儿的睡眠比成人要占更多的时间。睡眠是一种生理状态，睡眠时全身的组织器官处于低代谢、低氧耗的抑制状态。睡眠充足对于婴幼儿的健康特别重要，养育者要做好哪些准备和哪些注意事项呢？此外，婴幼儿在 18～24 月龄逐渐有排泄意识，开始对排泄有初步的控制能力和愿望。养育者可在婴幼儿具备初步控制能力和愿望时开始如厕训练，发展其排便、排尿控制能力，养成良好的排便、排尿习惯。

第一节　作息时间安排

　　很多人认为，刚出生的婴儿，每天又没有什么事，几点起床、几点吃饭等都可以让婴幼儿随心所欲，只要不违背大的原则如晚上睡觉、白天活动就行。其实，婴幼儿同样需要一份作息时间表，这样可以让婴幼儿有预期的感觉，帮助其培养出对外界的信任感，并保障生长发育正常进行。

一　合理作息与婴幼儿生长发育的关系

　　合理作息应从出生开始，合理安排婴幼儿的饮食、睡眠、大小便、活动、卫生等生活习惯。大量的研究证实，合理的作息与婴幼儿的生长发育密切相关。

（一）促进大脑发育

　　合理作息对婴幼儿大脑的早期发育起着至关重要的作用，它可以促进大脑内部之间的联系，增强神经细胞的功能。与清醒状态相比，睡眠是脑功能活动的一种重新组合状态，是婴幼儿早期发育中脑的基本活动。众多研究表明，婴幼儿夜间连续睡眠时间长、夜晚睡眠效率较高者，长大过程中表现出的记忆力、语言能力、矛盾解决能力和冲动控制能力都相对较好。所以说，好的睡眠可以促进婴幼儿脑功能的发育，增强认知功能。

（二）促进体格生长

婴幼儿身高除了与遗传、营养和运动有关外，睡眠也是一个重要因素。生长激素在安静睡眠期分泌增多，可以直接或间接地促进生长发育，特别是在婴幼儿早期阶段。研究表明，婴幼儿从第一次出现深睡眠开始，就出现生长激素分泌，并且分泌的数量与深睡眠时间呈正相关，在24小时内，70%的生长激素是在深睡眠期分泌的。生长激素有两个分泌高峰，分别是21:00至次日1:00，5:00—7:00，错过这两个时间段，等于错过了孩子长高的黄金期。另外，婴幼儿睡眠时的生长速度要比清醒时快3倍，可见睡眠质量的好坏与婴幼儿生长发育至关重要。

（三）增强机体免疫功能

在睡眠期间，体内T淋巴细胞产生白细胞介素–2（IL–2），产生和释放免疫活性物质，使婴幼儿机体免疫机制功能增强，减少患病概率。

（四）消除疲劳，恢复体力

安静睡眠期是促进生长、消除疲劳及恢复体力的主要方式。如果婴幼儿白天剧烈运动，当夜及第二夜安静睡眠期睡眠可增加1倍左右。睡眠有利于合成、修复和补充白天被消耗的物质，可调节身体各系统功能，使得神经系统尤其是大脑得到充分的休息。

（五）促进食欲

婴幼儿养成合理的作息习惯，有规律地进食、睡眠、活动，使其在相对固定的时间内产生饥饿或饱腹的感觉，形成定时定量进食的习惯，这样不仅有利于婴幼儿增进食欲，而且有利于食物的消化吸收。

二 安排婴幼儿一日作息

《实用程序育儿法》的作者特蕾西·霍格女士提出，婴幼儿作息的EASY常规程序，即吃（Eat）、活动（Activity）、睡觉（Sleep）、给自己一点时间（You）。简单来说，就是要按照"吃奶—玩耍—睡觉"的顺序来安排婴幼儿白天的日常生活。

（一）注意事项

1.每天坚持婴幼儿按时进餐、玩耍、睡觉，逐渐养成良好的生活习惯，促进婴幼儿身心正常发育。

2.合理安排婴幼儿饮食，保证婴幼儿获得充分的营养。

3.仔细观察婴幼儿睡眠状态，注意婴幼儿的睡眠安全。健康婴幼儿入睡后安静、呼吸均匀，头部略有微汗，时而出现微小表情；如果出现睡眠不安，时而哭闹乱动，睡后易醒或婴幼儿皮肤干燥发烫，呼吸急促，脉搏加快，摇头抓耳等现象，应尽快带婴幼儿去医院进行检查和治疗。

4.根据婴幼儿不同月龄生理特点进行安排。年龄越小，吃、睡的时间和次数越多，随着年龄的增长逐渐减少。

5.根据季节特点适当调整作息时间。冬季夜长，可安排晚上早些睡，夏季日长，晚上晚些上床，午睡时间可适当延长，保证婴幼儿有充分的休息。

6.动静结合。脑力与体力活动相互结合，室内和室外活动相互结合，使婴幼儿生活规律，精神愉快。

（二）7～12个月婴儿的一日作息表

1.7～12个月婴儿特点

（1）喂养特点：满6个月的婴儿可添加辅食。母乳喂养者，每天可喂4～6次母乳，添加3次辅食；人工喂养者，每天喂3～4次配方奶，添加3次辅食；根据婴儿的不同情况适当调整。

（2）玩耍特点：这个阶段的婴儿活动量明显增加。在婴儿清醒玩耍的时间，可以酌情安排室内或者户外活动。室内活动以主动操、小游戏为主；户外活动视季节适当调整，春秋季一般安排2次外出散步，一次至少1个小时。

（3）睡眠情况：这个阶段婴儿总体睡眠量在14～15个小时，白天会睡2次，早上和下午各1次，每次睡眠时间一般是1～2个小时，一般下午会睡得久一些。夜间睡眠时间较长，约10～12小时。大部分婴儿夜间能安稳地睡个长觉，通常在有人陪伴的情况下婴儿睡眠会更安稳些。

2.7～12个月婴儿一日作息：婴儿一日作息的安排要体现主餐内容、睡眠时间、室内外活动内容的差异，具体作息实例见表4-1。

表4-1　7～12个月婴幼儿一日作息安排（供参考）

时　间	生　活　安　排
07:00—07:30	起床、喂哺
07:30—08:30	室内活动，以主动操、大动作训练和小游戏为主，如坐稳、爬行、扶站、扶走、找玩具等
08:30—10:30	睡眠
10:30—11:00	喂哺
11:00—12:00	室内活动或户外活动，做婴幼儿体操
12:00—14:00	睡眠
14:00—14:30	喂哺
14:30—16:30	室内活动或户外活动，做婴幼儿体操

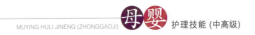

续表

时　间	生　活　安　排
16:30—18:00	睡眠
18:00—18:30	喂哺
18:30—19:00	室内活动
19:00—20:00	盥洗、坐盆
20:00—22:00	睡眠
22:00—22:30	喂奶
22:30—次日	继续睡眠

第二节　排　泄

对于婴幼儿的照顾者来说，每天最操心的莫过于婴幼儿吃得好不好，睡得香不香。除了这些，婴幼儿的排泄也至关重要，帮助婴幼儿建立良好的排泄习惯不但可以排出代谢产物，锻炼婴幼儿的自主能力，还可以促进亲子关系，保障婴幼儿健康成长。

一　婴幼儿控制大小便的生理基础和发展

（一）控制大小便的生理基础

1.脑与大脑皮质的发育：婴幼儿的神经系统是最早发育的，从出生到一周岁，神经细胞迅速生长，在 1 岁时达到最高峰，其数量相当于成人水平，大脑皮质发育逐渐完善。

2.神经纤维髓鞘化：婴儿出生后，神经纤维髓鞘化尚未完成。髓鞘化是脑细胞成熟的重要标志之一，它的发展与脑功能和心理发展密不可分，4 岁才可完成髓鞘化。训练婴幼儿对大小便的控制，没有绝对的时间规律，当婴幼儿肛门和膀胱具有控制能力、对排便有了自己的意识、能够听懂成人的语言提示，训练婴幼儿排便才有效，而控制能力有先后之别，训练排便要因人而异。

（二）大小便控制系统的发展

0～1 岁：婴儿刚出生时尿道括约肌发育尚不完善，当尿液充满膀胱之后，由于不受括约肌控制，会从尿道排出。此阶段婴儿的大小便都不能够自主控制，婴儿需要纸尿裤来度过这个阶段。

1～1.5 岁：每一次膀胱的充盈，对尿道括约肌都是一次刺激，尿道括约肌功能逐渐成熟。当小便充满膀胱时，被括约肌控制，神经将膀胱充盈的信号传递到大脑，大脑对身体发出排尿信号，这一连串的反应形成了个体自身小便的控制反射。

1.5~3岁：进入肛欲期，此时，幼儿需要了解膀胱最大的容量，当身体出现怎样的感觉时，尿道括约肌才算是达到了临界点，导致小便不受括约肌控制而排出来。此期后，幼儿就会出现憋尿，频繁去卫生间，有时只会尿出一点点，直到憋不住尿在裤子里才能找到这样的临界点感觉，临界点让幼儿知道自己有怎样的感觉时就要尿裤子了。

3~6岁：继续调整自己的大小便控制系统，寻找到憋尿即将"崩盘"时的感觉，这个感觉是为了给自己留出足够的时间，用来走到洗手间去找到空位解便。

二　婴幼儿大小便习惯养成方法

（一）排便训练开始的年龄

国内训练婴幼儿排便排尿的研究尚有限，因此给予照顾者的指导也十分有限，且观点不一。有研究显示，小儿能够初步实现排便排尿控制的平均年龄为27.7月龄。《美国儿科学会儿童如厕训练指南》建议在18月龄后或更迟（如2岁、3岁后），等儿童能显示出控制膀胱括约肌能力时再开始训练排便排尿。一般认为出现下列表现提示可以开始婴幼儿如厕训练：

1.能有短时间的排尿控制（一次性纸尿裤保持干燥）。

2.能用语言表达上厕所的愿望。

3.神经和肌肉系统具有控制的能力。

4.训练中能合作。

5.能自己穿脱裤子。

（二）解读排便的肢体语言

1.想要大小便的婴幼儿会缩到安静的地方，停止玩耍，蹲坐。

2.正在大小便中的婴幼儿会抓住尿布，发出"咕哝"声，双足交叉。

3.大部分婴幼儿在18~24个月时已经具有语言能力，可与成人交流。此期婴幼儿喜欢模仿取悦别人，追求独立，能自己决定蹲坐便器或到厕所大小便。

（三）训练婴幼儿大小便的方法

1.训练季节：由于婴幼儿学习自主排便时可能会将衣服裤子脱掉，这样会有大部分的身体暴露在空气中，如果是在冬天，可能就着凉了。建议照顾者把训练排便的时间控制在气温相对较高的夏季，这样可以避免穿脱衣服时受凉。

2.示范引导：婴幼儿喜欢模仿，照顾者要给其做出排便的示范动作，引导婴幼儿逐步学会自己排便，如训练婴幼儿会向成人表示便意、自己脱裤子、使用卫生纸、洗手等。

3.排便时间：选择在每日清晨5点到7点（从中医的角度出发，此时是大肠经当令时间），或早餐后半小时至一小时效果最佳。排便时间每次以5～10分钟为宜，每天坚持2次训练，不可过久，以免久蹲或久坐造成排便疲劳。

4.使用便盆：不可强行让婴幼儿使用坐便器（见图4-1），以免婴幼儿产生排斥心理，就更难接受坐便器。将婴幼儿专用的坐便器买回来，带婴幼儿认识它的作用与功能，让婴幼儿渐渐地熟悉它，接受它。家长可以根据婴幼儿的喜好购买婴幼儿喜欢的便盆款式。

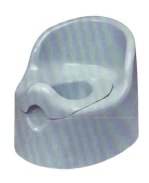

图4-1 婴幼儿
坐便器

5.排便地方：要把便盆放在明显的位置，不一定要放在厕所，可以将其放在婴幼儿看得见的位置，对婴幼儿进行潜移默化的提醒，让其自己意识到如果想要排泄就要用便盆，这样坚持数日之后婴幼儿自然就会习惯使用便盆了。

6.排便方法：教会婴幼儿学会排便时要用力，即深呼吸后屏气以增加腹压，协调肛门括约肌运动，反复训练。排便时最好采用蹲位，在训练过程中，需要向婴幼儿解释如何保持正确的姿势，可以设立适当的小奖励，以鼓励婴幼儿积极训练（见图4-2）。

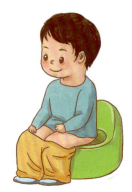

图4-2 婴幼儿便器
使用方法

7.控制情绪：不要对婴幼儿频繁地提出大小便要求，否则会干扰婴幼儿的活动和情绪，容易造成婴幼儿紧张、焦躁不安或逆反心理。

8.巧穿纸尿裤：即使婴幼儿正在学习排便，也要注意在适当的时候使用纸尿裤。白天婴幼儿清醒时，自我意识比较清晰，对排泄的控制能力较强，但在熟睡时，自我意识模糊，有可能在睡眠中排泄。建议家长在婴幼儿午休或夜间睡觉时为其穿上纸尿裤，防止婴幼儿在夜间排泄弄湿衣物伤害皮肤，同时也可降低婴幼儿对纸尿裤的依赖。

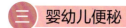 **婴幼儿便秘**

便秘是婴幼儿最常见的排便功能障碍症状之一，主要表现有排便次数减少、排便困难、大便干结等。临床上将便秘分为功能性便秘和继发性便秘两大类，其中功能性便秘占90%以上。长期便秘会使婴幼儿恐惧排便，导致反应迟钝、注意力不集中、缺乏耐心、喜哭、贪睡及不爱说话等。

（一）正常婴幼儿大便

1.母乳喂养儿粪便：呈金黄色或黄色，多为均匀糊便，偶有细小乳凝块，不臭，有酸味，每日2～4次。添加辅食后排便次数可减少至每日2次左右，1岁之后减少至每日1次。

2.奶粉喂养儿粪便：呈淡黄色或灰黄色，较干厚，含乳凝块较多，较臭，每日1～2次，易发生便秘。

3.混合喂养儿粪便：喂食母乳加奶粉者与单纯奶粉喂养儿相似，但质地较软、颜色较黄。添加辅食后，粪便性状逐渐接近成人，每日大便1次。

（二）婴幼儿便秘的信号

婴幼儿是否便秘，要综合考虑大便的次数、性状、排便用力程度和排便时的并发症状等。便秘的信号有粪便干燥，呈玉米棒状、葡萄串状或者兔子便样，排便时用劲，小脸通红，有痛感，小肚子胀胀的，进奶量减少等。目前我国尚没有一个统一的标准，婴幼儿便秘的诊断一直沿用国外的标准，目前国际上应用最广泛且最规范的标准是罗马Ⅳ标准，4岁以下婴幼儿具备下列2条以上且持续发作1个月即可诊断：

1.每周排便次数少于2次。

2.有大便潴留病史。

3.有排便疼痛和排便费力史。

4.有粪便粗大病史。

5.直肠内存在大量粪便团块。

6.在自己能控制排便后每周至少有1次大便失禁。

7.粪便体积巨大，曾阻塞厕所。

（三）婴幼儿便秘的原因

1.饮食因素

（1）奶粉喂养、食物中蛋白质含量过高、膳食纤维摄入过低、饮水不足或脱水等均可使大便干硬而导致便秘。

（2）婴幼儿期进食太少或进食过多、食物搭配不合理、辅食添加不当等，也是影响肠道功能造成排便障碍的原因。

（3）有些家长认为便秘是"上火"所致，其实，饮食不当会扰乱婴幼儿胃肠消化功能，影响婴儿食欲和削弱婴儿体质，导致便秘。

（4）有研究资料表明，便秘与食物过敏有一定关系。对牛奶蛋白过敏的婴儿中有4.6%出现便秘，部分食物过敏的婴幼儿对传统的泻药、益生菌等治疗效果不佳。

2.滥服药物

（1）有的家长认为便秘是中气不足引起的，因此乱用党参、黄芪等中药"提气"，导致婴幼儿兴奋，烦躁不已，加重便秘。

（2）服用抗生素等药物较多，肠道内益生菌就会减少，导致肠蠕动减慢，肠功能紊乱而引起便秘。

（3）过量补钙，钙剂通过肠道时容易与肠道食物残渣中的草酸、脂肪等结合成不溶解的较硬的物质，大便会变干硬。

3.缺乏排便训练：主要是由于生活不规律及缺乏排便功能训练，导致其不能很好地建立正常的排便反射而发生便秘。

4.心理因素：研究显示，心理行为异常是导致婴幼儿便秘的原因之一，如孤独症、肥胖、抑郁、烦闷、公厕恐惧症、父母过度干预等均可导致便秘。

5.运动量不足：运动量不足导致肠道蠕动减缓，不能推动肠道中的粪便快速向前，积聚在肠腔里形成便秘。

6.疾病因素：先天性巨结肠和乙状结肠冗长症的患儿，生后不久便有便秘。患有肛裂的婴幼儿排便时会加重疼痛，拒绝排便导致便秘。

（四）缓解便秘的方法

1.饮食结构的调整

（1）饮食品种多样化。营养均衡，不挑食，不食用垃圾食品，少吃煎、炸食物。世界胃肠病组织指南明确指出预防和治疗小儿便秘，高纤维素饮食和足量饮水是第一位。

（2）充足的水分摄入。每天早上起床后喝适量的温开水，可起到软化肠道粪便的作用。平时也鼓励患儿多喝水，使肠道有足够的水分软化大便。注意饮水量应根据年龄及体质而异，并随季节、温度及运动量适度调节。

（3）剔除过敏食物。对牛奶蛋白过敏导致的便秘问题，首先要剔除过敏食物，建议采用深度水解的牛奶蛋白配方。

2.正确使用药物：避免过量食用凉茶类饮品。拒绝滥用抗生素，抗生素的使用应严格遵循医嘱。避免过量补充钙剂，婴幼儿补钙首先强调食补，奶类是最主要的钙源，也是最好的钙源，如果婴幼儿明确缺钙，应慎重选择无机钙（硫酸钙、碳酸钙），尽量选择易吸收、不伤肠胃的海藻钙、柠檬酸钙等。

3.培养良好的排便习惯：排便训练应根据婴幼儿的兴趣和能力逐渐进行。可以根据婴幼儿的喜好，选择合适的便器，注意高度适宜，在便器上训练时，应使双膝水平高于臀部，双足应着地以便发力。

4.心理疏导：97%的婴幼儿有排便痛的恐惧心理，因此家长应鼓励及调整婴幼儿的心态，切勿责备。

5.适量运动：根据婴幼儿身体情况制订运动计划。建议每天活动1小时以上，做力所能及的家务活动，鼓励多进行户外活动，如跑步、拍皮球、骑小自行车等，以促进胃肠活动。

6.腹部按摩：按摩时间选择在婴幼儿餐后30分钟，排空小便，平躺，平静呼吸，自然放松。操作者将两手掌搓热，然后将两手掌重叠置于脐下腹部，以肚脐为中心，顺时针方向，施加适当压力，围绕脐周旋转，每次10~15分钟，每天3~5次（见图4-3）。

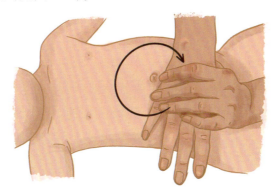

图4-3 腹部按摩方法

7.药物治疗：药物干预是治疗婴幼儿功能性便秘的重要手段。常见的治疗便秘的药物一般选择渗透性泻药（聚乙二醇、乳果糖等）和溶剂性泻药（麦麸等）。对于便秘严重，因害怕排便疼痛而拒绝自我排便的婴幼儿，应首先解除嵌塞的粪便以减轻疼痛，首选开塞露。对于长期便秘、腹胀明显的婴幼儿应当及时就医，选择温盐水灌肠，以彻底清除肠道宿便，促进肠管收缩。

第五章　常见疾病与护理

　　婴幼儿机体尚未发育成熟，全身组织和器官均处于生长发育阶段，免疫功能不完善，易罹患各种疾病，具有发病容易、变化迅速的特点。如果治疗不及时、护理不恰当，很可能发展成严重疾病。因此，在照护婴幼儿过程中，家庭成员及月嫂要对婴幼儿有全面的了解，知道这些疾病是什么，是什么原因导致的，有什么典型表现，如何预防，怎么提供护理等，从而为婴幼儿的健康成长保驾护航。

第一节　小儿四病的护理

　　小儿四病是指小儿腹泻、小儿肺炎、营养性缺铁性贫血、维生素 D 缺乏性佝偻病，是我国卫生部门规定的儿童需要重点防治的四种疾病。特别是婴幼儿，这四种疾病的发病率较高，如小儿肺炎在儿童住院患儿中的发病率可高达 50% 以上，而且病死率也比较高，是儿童时期需要重点防护的疾病。

一　腹泻

　　小儿腹泻是由多病原多因素引起的以大便次数增多和大便性状改变为特点的一组临床综合征，是婴幼儿时期最常见的疾病之一，6 个月～2 岁婴幼儿多见，1 岁以内可占 50%，是导致儿童营养不良、生长发育迟缓，甚至是死亡的主要原因之一。

　　（一）病因

　　1.易感因素：首先是小儿消化系统发育不成熟、机体防御功能差、尚未建立正常的肠道菌群；其次是儿童生长发育比较快，食物对胃肠道的负担重，加之人工喂养的儿童无法获取足够的免疫活性物质。

　　2.感染因素：小儿感染性腹泻绝大部分是由轮状病毒导致，其次有大肠埃希菌、真菌，以及肠道外感染所导致的腹泻。

3.非感染因素：主要由饮食因素和气候因素两方面引起。

（二）临床表现

1.生理性腹泻：多见于 6 月龄以下的婴儿，外观虚胖，常有湿疹，患儿生后不久即出现腹泻，大便呈黄绿色，每日 4～5 次，无其他症状，食欲好，生长发育正常。近年研究发现可能为乳糖不耐受的一种特殊类型，添加转换期食品后，大便即逐渐转为正常。

2.轻型腹泻：多为饮食因素或肠道外感染引起，以胃肠道症状为主。每日大便少于 10 次，量少，呈黄色或黄绿色稀糊状或水样便，有酸味，大便有白色或黄白色奶瓣和泡沫，可伴有食欲减退、吐奶、精神不振、轻度腹胀、哭闹等现象。

3.重型腹泻：多由肠道内感染导致，胃肠道症状严重。每日大便大于 10 次，量多，大便呈蛋花汤样、水样，可有少许黏液或血便。此外，还有发热、烦躁不安、精神萎靡、嗜睡，甚至昏迷、休克等全身中毒症状，以及脱水、酸中毒、低血钾等水电解质酸碱平衡紊乱症状。当儿童出现哭闹不止、情绪不安、难以安抚、大便有血或者像果酱一样、小便明显减少、哭的时候无泪水、皮肤弹性差等脱水表现，一定要带儿童去医院就医。

（三）护理措施

1.调整饮食：一般患儿应继续喂养，但必须调整和限制饮食。

（1）母乳喂养者继续母乳，减少喂奶次数，缩短每次喂奶时间，暂停添加辅食。

（2）人工喂养者可喂食米汤、脱脂奶等，腹泻好转后给予流质或者半流质饮食，如稀粥、面条等。

病毒性肠炎常有双糖酶缺乏，可暂停乳类，改用发酵奶、豆浆或者去乳糖配方奶喂养。

（3）腹泻停止后逐步恢复饮食，每日加餐 1 次，共 2 周。

（4）对于呕吐严重的患儿，可暂时禁食 4～6 小时，不禁水，等呕吐停止后继续进食。

2.皮肤护理：腹泻患儿大便次数增多，刺激肛周皮肤，容易导致皮肤破损。

（1）选用尿布：选用吸水性强的柔软布质或纸质尿布，避免使用不透气的塑料布。

（2）清洗臀部：每次便后用温水清洗臀部并擦干，以保持皮肤清洁、干燥。

（3）损伤护理：局部皮肤发红处滚动式涂以 5% 鞣酸软膏或鱼肝油氧化锌

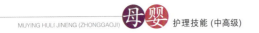
软膏，并轻轻按摩片刻；继发细菌感染时，可用红霉素软膏；有皮肤糜烂或溃疡者可采用暴露疗法，或者用鹅颈灯或红外线灯照射，每日 3 次，每次照射 20～30 分钟，灯泡距离臀部患处 30～50cm，专人看护，避免烫伤。

3.控制感染：在液体疗法的同时，水样便患儿常选用微生态制剂（如双歧杆菌三联活菌胶囊）和黏膜保护剂（如蒙脱石散），黏液脓血便患儿可选用敏感抗生素；此外，还应做好控制感染的相关措施。

（1）针对发热的患儿，应做好降温措施，以物理降温为主，如温水擦浴。

（2）严格执行消毒隔离制度，感染性腹泻患儿应床边隔离，和家中其他儿童分开居住，食物、衣物、尿布应专用，患儿用过的尿布、便盆分类消毒，以防交叉感染。

4.观察病情：细心观察并记录大便的次数、颜色、气味、性状和量，仔细观察全身症状，注意有无腹胀、精神萎靡、前囟凹陷、欲哭无泪、尿量较少等情况。

5.健康指导：包括预防腹泻知识宣教和患病后的护理指导。

（1）预防为主。①提倡母乳喂养，避免在夏季断乳；②适时适量添加辅食，食物要新鲜、清洁，合理喂养，勿过饱，勿进食难消化食物；③讲究饮食卫生，饭前便后要洗手，奶瓶和食具用后要及时清洗、煮沸消毒；④注意气候变化，及时添减衣被，腹部是孩子最容易受凉的地方，建议穿保暖内衣，柔软棉质内衣具有较好的吸汗性，阻断体热流失，使儿童不易受凉生病；⑤加强体育锻炼，适当户外运动，气候变化时防止受凉或者过热；⑥避免儿童长期滥用抗生素，防止菌群失调而导致的肠炎。

（2）护理指导。①儿童照顾者要知道腹泻的病因和主要表现，能鉴别是否重型腹泻，有无水电解质酸碱平衡紊乱、全身中毒等严重表现；②能知晓做好饮食调整的重要性，能根据患儿实际情况正确调整饮食；③做好腹泻患儿的隔离处理及粪便消毒；④会正确选用尿布，理解臀部护理的重要性；⑤会正确配制并使用口服补液盐溶液。

二 肺炎

小儿肺炎是指由不同病原体或其他因素所致的肺部炎症，以发热、咳嗽、气促、呼吸困难和肺部固定湿啰音为共同临床表现，是婴幼儿时期最常见的疾病之一，多见于 3 岁以下儿童。在世界范围内，肺炎是儿童死亡的主要原因，每年造成 140 万名 5 岁以下儿童死亡，在中国每年约有 2100 万名儿童患肺炎。

（一）病因

1.易感因素：小儿呼吸系统发育不成熟，气管和支气管管腔相对狭窄，纤毛运动弱，清除气道内异物的能力弱；右支气管粗、短、直，异物容易进入；肺部发育相对较弱，含血量丰富而含气量少，免疫功能低下，分泌型免疫球蛋白A（sIgA）含量低，容易发生肺部感染。

2.感染因素：最常见的是病毒和细菌。发达国家以病毒感染为主，常见呼吸道合胞病毒、腺病毒；发展中国家以细菌感染为主，以肺炎链球菌、金黄色葡萄球菌为主；另外还有肺炎支原体、衣原体和流感嗜血杆菌所导致的肺炎。

3.非感染因素：主要由吸入羊水、动植物油及过敏反应引起。

（二）临床表现

1.轻症肺炎：表现为发热、咳嗽、气促和肺部固定湿啰音。发热没有一定规律，有些患儿甚至不发热，新生儿、早产儿咳嗽不典型，可仅表现为口吐白沫，患儿呼吸频率较快，可达40～80次/分。患儿还常有精神不振、食欲不振、烦躁不安、轻度腹泻和呕吐等症状。

2.重症肺炎：发热、咳嗽、气促和肺部固定湿啰音等呼吸道症状会加重，还会出现循环系统、神经系统、消化系统功能障碍，如心力衰竭、心肌炎、意识障碍、惊厥、中毒性肠麻痹、消化道出血等。

（三）护理措施

1.环境调整与休息

（1）定时开窗通风，避免对流风，保持室内空气新鲜。

（2）室温维持在18～22℃，相对湿度以55%～60%为宜。

（3）穿衣不宜过多，宽松舒适，被褥不宜太厚，勤换尿布，保持皮肤清洁。

（4）以休息为主，减少活动，避免哭闹。

（5）对患儿的各种护理尽可能集中，使患儿安静，减少氧耗。

2.氧气疗法：凡有呼吸困难、喘憋、口唇发绀、面色苍白者应立即给氧。

（1）鼻导管给氧：氧流量为0.5～1L/min，氧浓度不超过40%。

（2）面罩给氧：缺氧明显者使用面罩给氧，氧流量2～4L/min，氧浓度为50%～60%。

（3）机械通气：出现呼吸衰竭时使用。

3.保持气道通畅：与肺炎时分泌物增多、痰液黏稠、排痰无力有关。

（1）合适体位：患儿可采取半卧位或者高枕卧位，以利于呼吸和分泌物排出；胸部疼痛的患儿可鼓励患侧卧位以减轻疼痛。

（2）叩背排痰：协助患儿取坐位或侧卧位。操作者五指并拢，呈空心掌，沿着患儿背部由下至上、由外至内轻轻叩击，叩击的相邻部位应重叠 1/3，力量中等，同时指导患儿深呼吸后用力咳痰。咳嗽时嘱患儿身体略向前倾，腹肌用力收缩、在深吸气后屏气 3～5 秒再咳嗽，重复数次。叩背力度应适度，以不引起患儿疼痛为宜。叩击的时间和强度应根据患者的具体情况而定，一般选择餐前 30 分钟或餐后 2 小时进行，每天 3～4 次，每次 10 分钟左右。若痰多，可增加次数。

4.维持正常体温

（1）监测体温：发热患儿每 4 小时测量体温一次，超高热或为高热惊厥者，每 1～2 小时测量一次。

（2）降温处理：若体温超过 38.5℃ 应及时给予降温处理。

（3）加强护理：加强口腔护理和皮肤护理，鼓励患儿多饮水，退热处置后 1 小时复测体温。

5.调整饮食

（1）给予高热量、高蛋白、高维生素易消化饮食，少量多餐。

（2）耐心哺喂，喂食时将头部抬高或抱起，以免呛入气管发生窒息。

（3）进食确有困难者，可按医嘱静脉补充营养。

（4）重症患儿记录 24 小时出入量。

（5）严格控制静脉点滴速度，最好使用输液泵，保持液体均匀滴入，以免发生心力衰竭。

6.观察病情：细心观察并记录患儿生命体征，是否有烦躁不安、面色苍白、呼吸心率加快、意识障碍、肠鸣音改变、便血等并发症表现。

7.健康指导：加强患儿营养，增强体质，多进行户外活动；及时接种各种疫苗；养成良好的卫生习惯；有营养不良、佝偻病、贫血及先天性心脏病的患儿应积极治疗；学会处理呼吸道感染的方法，使患儿在疾病早期能得到及时控制。

三 佝偻病

维生素D缺乏性佝偻病是由于儿童体内维生素D不足使钙、磷代谢失常而产生的一种以骨骼病变为特征的全身慢性营养性疾病，是我国儿科重点防治的四病之一，2 岁以下儿童多见，北方发病率高于南方，冬季出生的儿童发病率高于夏季出生的儿童，是导致儿童骨骼发育畸形的主要原因之一。

（一）病因

1.日光照射不足：是最主要原因。儿童缺乏户外活动，北方出生的儿童、冬季出生的儿童日照时间短、城市建筑物阻挡光照等因素，均可使内源性维生素D生成不足。

2.体内贮存不足：主要是母亲妊娠后期体内维生素D不足导致，比如母亲营养不良、缺乏日光照射、慢性消化系统疾病，以及早产、双胎儿等因素均可导致儿童体内维生素D贮存不足。

3.食物摄入不足：儿童未补充鱼肝油、蛋黄、肝等含维生素D丰富的食物，容易发病。

4.需要量增加：早产儿、多胎儿以及婴儿期生长发育速度快，需要的维生素D增多，容易缺乏维生素D。

5.疾病和药物影响：胃肠道或者肝胆疾病会影响维生素D的吸收；肝、肾疾病会影响维生素D的活化；服用某些药物可使维生素D摄入不足。

（二）临床表现

1.初期：多见于6个月以内，特别是3个月以内的婴儿。主要表现为非特异性神经兴奋性增高症状，如闹、惊、汗、痒、秃，会出现枕秃，但无骨骼畸形。

2.活动期：初期患儿未经过治疗，病情可进一步发展，进入活动期，除初期的非特异性神经兴奋性增高症状会继续加重外，还会出现特征性骨骼改变，主要表现为头部、胸廓、四肢等部位的改变。

（1）头部：颅骨软化多见于3～6个月的儿童，方颅见于7～8个月以上的儿童，还会表现为前囟闭合延迟、出牙延迟等现象。

（2）胸廓：胸廓畸形多见于1岁左右儿童，会出现佝偻病串珠、肋膈沟、鸡胸或漏斗胸等，严重时会影响儿童呼吸。

（3）6月龄以上儿童四肢会出现"手镯""脚镯"，儿童能站立行走之后会出现膝内翻（O形腿）或膝外翻（X形腿）（见图5-1）。

其他长期久坐的儿童会出现脊柱后凸或侧弯畸形，甚至会有扁平骨盆等。

3.恢复期：经过有效治疗，儿童临床症状和体征逐渐减轻或者消失，精神活跃，肌张力恢复。

4.后遗症期：多见于2岁以上儿童，临床症状消失，可遗留不同程度的骨骼畸形。

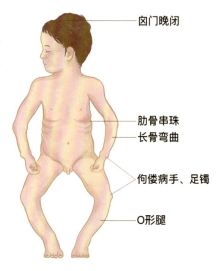

图5-1 佝偻病患儿

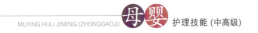

（三）护理措施

1.补充维生素D

（1）增加户外活动：出生1个月后即可开始，皮肤多暴露在外面，接受紫外线照射，增加内源性维生素D来源，注意避免强光直射。

（2）调整饮食：天然食物和母乳中含维生素D很少，可以通过从强化维生素D食物中获得，儿童要按时添加转换期辅食，如强化米粉。

（3）给予维生素D制剂：遵医嘱给予，不得擅自使用药物，使用时观察病情，预防维生素D中毒。

2.预防畸形

（1）衣着柔软、宽松，忌过早过久坐、站、走，防止骨骼畸形。

（2）护理儿童时应轻柔，不要生拉硬拽，避免重力压迫。

（3）加强有目的的锻炼，如胸廓畸形者做俯卧位抬头展胸运动，膝内翻者按摩外侧肌群，膝外翻者按摩内侧肌群。

3.预防感染：免疫力低下的儿童采用保护性隔离措施，如保持室内空气清新，预防交叉感染和呼吸道感染，加强皮肤护理。

（1）针对发热的患儿，应做好降温措施，以物理降温为主，如温水擦浴。

（2）严格执行消毒隔离制度，感染性腹泻患儿应床边隔离，和家中其他儿童分开居住，食物、衣物、尿布应专用，患儿用过的尿布、便盆分类消毒，以防交叉感染。

4.健康指导：包括围生期知识宣教和出生后的健康指导。

（1）围生期：①孕妇多户外活动，多晒太阳；②孕妇摄取富含维生素D、钙、磷和蛋白质的食物；③妊娠第7、8、9三个月，可预防性服用维生素D和钙剂；④防治妊娠并发症，如低钙血症、骨软化症。

（2）出生后：①提倡母乳喂养，尽早开始晒太阳，但6月龄内不建议直接暴晒；②出生后第2周起口服维生素D 400～800IU/d，直至2周岁，不能坚持者可给予维生素D 10万～20万IU一次肌内注射；③早产儿、双胎儿、低出生体重儿于出生后即开始补充维生素D 800～1000IU/d，连用3个月后改预防量。

四　营养性缺铁性贫血

营养性缺铁性贫血是由于儿童体内铁缺乏导致血红蛋白合成减少而引起的贫血。营养性缺铁性贫血是儿童贫血最常见的类型，婴幼儿发病率高，是我国儿科重点防治的四病之一。

（一）**病因**

1.铁摄入不足：是最主要原因。人乳、牛乳、谷物中含铁量均较低，个体吸收率也不同，如不及时添加含铁较多的辅食，则易发生缺铁性贫血。年长儿偏食、挑食或摄入动物性食品过少等可导致铁摄入量不足。

2.铁储存不足：胎儿在妊娠期最后 3 个月从母体获得的铁足够其生后 4～5 个月造血所需，如早产、双胎、胎儿失血和孕妇患严重缺铁性贫血等均可使胎儿储铁减少。

3.生长发育快：婴儿期、青春期生长发育迅速，血容量增加较快，需铁量增加，如不及时添加含铁丰富的辅食就很容易造成缺铁，早产儿和低出生体重儿生长发育更快，更易发生缺铁。

4.吸收利用障碍：消化道畸形、慢性腹泻、钩虫病等可导致铁吸收障碍或丢失过多；食物搭配不合理可使铁吸收减少，如维生素C、果糖、氨基酸等还原性物质可促进铁的吸收；植物纤维、茶、牛乳、钙剂等影响铁的吸收。

5.铁丢失过多：儿童食用不经加热处理的鲜牛乳，可因对蛋白质过敏而出现少量肠出血（每日失血约 0.7ml）而致铁丢失。

（二）**临床表现**

1.一般贫血表现：皮肤黏膜逐渐苍白，以唇、口腔黏膜及甲床最为明显，易疲乏无力，体重不增或增加缓慢，年长儿可诉头晕、耳鸣等。

2.骨髓外造血表现：肝、脾、淋巴结可轻度肿大，年龄愈小，病程愈久，贫血愈重，肝脾肿大愈明显。

3.非造血系统表现：

（1）消化系统：食欲不振、腹泻、舌炎或舌乳头萎缩、异食癖。

（2）神经系统：烦躁、易激惹或萎靡不振、记忆力减退。

（3）心血管系统：贫血时心率明显增快，心脏扩大重者可发生心力衰竭。

（4）合并感染：细胞免疫功能低下，易发生感染，指甲薄脆不光滑甚至反甲。

（三）**护理措施**

1.调整饮食

（1）提倡母乳喂养：母乳含铁量不多，但铁吸收率高达 50%，应坚持母乳喂养。

（2）及时添加辅食：儿童 6 月龄时要及时添加含铁丰富的转换期辅食，如蛋黄、猪肝、猪血、动物血、瘦肉、黑木耳、海带、紫菜、豆制品等。

（3）合理搭配饮食：氨基酸、维生素C、果糖等可促进铁的吸收，可与含铁的食物搭配进食；茶、咖啡、牛乳、植物纤维可抑制铁的吸收，应避免与含

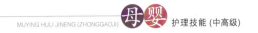

铁的食物同食。纠正不良的饮食习惯，新鲜的牛乳必须加热处理后才能食用。

2.正确应用铁剂　首选口服给药

（1）从小剂量开始，在1～2天内加至全量。

（2）在两餐之间服用，减少对胃肠道刺激，利于消化吸收。

（3）可与维生素C、果汁等酸性物质同服，禁与牛奶、咖啡、茶、钙、蛋类等同服。

（4）铁剂可使牙齿变黑，应使用吸管服用，结束后及时漱口。

（5）服用铁剂后会导致大便变黑，停用后可恢复正常，不必过于担心。

（6）注意观察儿童情况，服用铁剂后可引起胃肠道反应，如恶心、呕吐、腹泻或便秘、胃痛等，也可引起荨麻疹、发热，若出现上述情况请及时就医，根据医嘱减量或者停药几天，好转后再使用。

（7）应坚持服用铁剂，血红蛋白正常后仍需要继续服用2个月左右再停药。

3.注意休息

（1）轻、中度贫血患儿，不必严格限制日常活动，合理安排患儿喜欢且力所能及的活动，避免剧烈活动，活动间隙应充分休息。

（2）对烦躁、激动患儿，应耐心看护，陪伴，避免激惹。

（3）对严重贫血患儿，安排半卧位卧床休息，酌情吸氧。

4.健康指导

（1）围生期：①孕妇膳食中应供给足够的铁，特别在妊娠期最后3个月；②预防早产儿、低出生体重儿；③出生时断脐不可过早。

（2）婴儿期：①提倡母乳喂养，6个月后及时添加辅食，给予铁强化食品或铁剂，持续到1岁；②早产儿、低出生体重儿2个月后补铁，每日2mg/kg；③足月儿4～6个月后补铁，每日1mg/kg。

（3）幼儿及年长儿：膳食尽量多采用含铁量高、吸收率高的食物。

第二节　小儿常见传染病与护理

小儿常见传染病有手足口病、水痘、流行性腮腺炎、麻疹、风疹、幼儿急疹、猩红热等。由于小儿体质相对较弱，易患上各类传染性疾病，特别是托幼机构、中小学校等地易发生集体性疫情。故家长要帮助孩子做好个人清洁卫生，勤洗手，多漱口，注意饮食均衡，保证足够的营养供给，提高机体抵抗力，防止各类疾病的发生。

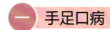
一 手足口病

手足口病是由肠道病毒 71 型和 A 组柯萨奇病毒等多种肠道病毒引起的传染病。3 岁及以下小儿是手足口病的易感人群。手足口病传染性强，易引起暴发或流行。病毒的传染性很强，常常在托幼机构内流行。

（一）传播方式

1.消化道传播：经胃肠道（粪–口途径）传播，为手足口病的主要传播方式。

2.呼吸道传播：经呼吸道（飞沫、咳嗽、打喷嚏等）传播。

3.接触传播：因接触患者口鼻分泌物、皮肤或黏膜疱疹液、被污染的手和物品等传播。

（二）临床表现

大多数患者症状轻微，以发热和手、足、口腔等处出现皮疹或疱疹为主要特征。少数患儿可并发无菌性脑膜炎、脑炎等，个别重症患儿病情进展快，易发生死亡。

1.主要症状：感染后 3～7 天，患儿会先后出现一些典型症状，如发热、喉咙痛、食欲不振、恶心、呕吐、萎靡不振等。之后 1～2 天，在口腔、舌头两侧、手掌、手指、脚掌、臀部等区域出现皮疹（见图 5-2），皮疹周围有炎性红晕，有些皮疹带有水疱，疱内液体较少。有时膝盖和屁股上也会长疱疹。患儿会因吞咽疼痛而拒绝进食，哭闹不已。

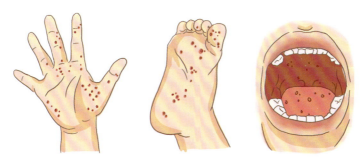

图 5-2 手足口病皮疹

2.重症病例在上述表现的基础上，可能同时伴有脑炎、肺水肿、心肺功能衰竭等。

大多数的手足口病患儿不用特别治疗也会在 7～10 天内痊愈。如果患儿体温高于 38.5℃三天以上，精神萎靡，或有嗜睡的情况，要立即送医院就诊。

（三）预防措施

1.勤洗手，吃熟食，多喝水，勤开窗，晒衣被（见图 5-3），做好小儿个

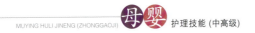

人、家庭和托幼机构卫生是预防本病的关键。

2.本病流行期间尽量不去人员密集、空气流通性差的场所。

3.6个月到5岁的孩子尽早接种针对手足口病的EV71灭活疫苗。

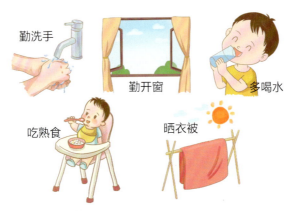

图5-3　手足口病预防15字口诀

（四）护理措施

1.消毒隔离：切断消化道和呼吸道传播途径，避免交叉感染。

（1）患儿和照顾者独居一室，减少外出，避免传染给其他小儿。

（2）保持室内清洁，定期开窗通风，保持空气新鲜舒爽，温湿度适宜。

（3）照顾者护理患儿前后要注意手卫生，尤其在处理粪便和呼吸道分泌物或处理被粪便污染的物品后，应用清水、洗手液或肥皂洗手。食具使用前后要充分清洗消毒。病愈后，患儿使用过的玩具及用物应做好终末消毒。

2.皮肤护理

（1）保持床单、衣物干净平整，减少对皮肤的不适刺激。

（2）患儿指甲要剪短，防止抓破皮疹，疱疹局部可涂抹炉甘石洗剂。臀部有皮疹时要保持臀部干燥清洁，可选择柔软舒适的全棉尿布，避免使用尿不湿。

3.口腔护理

（1）保持口腔清洁，早晚刷牙，进食后要漱口。

（2）每次进食前后，用温水或生理盐水漱口。对年龄小不会漱口的患儿，可用棉签蘸生理盐水轻轻地清洁口腔。已有溃疡者，局部涂抹锡类散以消炎止痛，保护口腔黏膜，促进溃疡愈合。

（3）口水多的患儿可使用口水巾、围脖保持颈部及前胸清洁干燥。

4.饮食护理

（1）因发热、口腔疼痛、胃口差而不愿进食的患儿，可给高蛋白、高营养、易消化的流质或半流质饮食，如牛奶、浓米汤、菜粥等。

（2）少量多餐，多喝水，食物宜温凉无刺激。禁食辛辣、冰冷食物。

（3）因拒食拒饮而造成脱水、酸中毒者，要尽快送医院就诊，及时纠正水、电解质紊乱。喂食时速度宜慢，减少食物对口腔黏膜的摩擦。

5.预防并发症

（1）观察体温变化：小儿手足口病一般为低热或中等程度的热，通常不需要特殊处理，可以让宝宝多喝温开水，如体温在38.5℃或以上，可温水擦浴，或遵医嘱给予退热药。

（2）观察精神和神经系统变化：观察是否有头痛、呕吐、嗜睡、意识模糊、昏睡甚至昏迷等现象，如有立即报告医生。

（3）观察呼吸系统变化：观察呼吸节律、频率的改变，是否有发绀、粉红色泡沫痰等。

（4）观察循环系统变化：观察是否有面色苍白、心率加快、四肢发凉、指（趾）发绀、血压降低等。

二　水痘

水痘是由水痘-带状疱疹病毒引起的急性传染病，常于冬春季高发，以全身性丘疹、水疱、结痂为特征，主要发生于躯干、头面部、四肢及全身。任何年龄的人群均可感染水痘，病后可获得终身免疫力。

（一）传播方式

水痘传染性极强，主要通过呼吸道飞沫或直接接触传染，也可通过接触被污染物品间接传播，在医院内可发生医源性传播（见图5-4）。

（二）临床表现

1.常出现发热，体温在39℃以下，另有咳嗽、流涕、食欲不振等。发热1～2天出现红疹，红疹起初是扁平，其后形成突起的小水

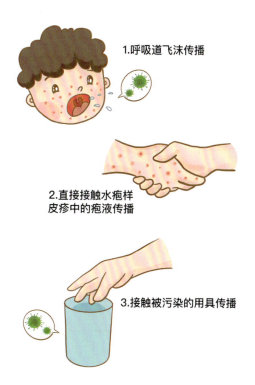

1.呼吸道飞沫传播

2.直接接触水疱样皮疹中的疱液传播

3.接触被污染的用具传播

图5-4　水痘传播方式

泡。水痘呈向心性分布，一般前胸、后背会先出，且分布较密集，然后向其他部位蔓延，面部也会比较多，四肢少一些，严重时也可能全身分布。常成批出现，在同一时期可见斑丘疹、疱疹、干痂。口腔黏膜、咽部、眼结膜也可见皮疹，破溃后形成溃疡。常持续 3～4 天，然后变干、结痂。完全痊愈大约需要 2～3 周时间。

2.水痘为自限性疾病，10 天左右自愈，但可继发细菌感染、肺炎、脑炎、肝炎等并发症。

3.皮疹一般不留瘢痕，如合并细菌感染会留瘢痕。

（三）预防措施

1.接种水痘疫苗。与患者密切接触的易感者可应急接种水痘疫苗，在接触水痘患者 5 天内接种水痘疫苗，能有效阻止疾病的发生或减轻临床症状的严重程度。接种时间越早越好。

2.患儿早期应隔离，避免去人员密集的地方，直到全部皮疹结痂为止，一般不少于病后两周，以免传播给他人。

3.开展卫生大扫除，白天持续开窗通风，被褥、衣服在阳光下暴晒。

4.保持清洁，勤换衣服，勤剪指甲，避免搔抓，防止抓破水疱继发感染。

（四）护理措施

1.注意消毒隔离：一旦发现水痘，须马上隔离治疗至疱疹全部结为干痂。在此期间，患者的衣物、被褥、洗漱用品等都要实施暴晒或煮沸等消毒处理。接触患者要做好防护，戴好口罩及手套，接触前后要洗手，勤换衣被。

2.发热护理：密切监测体温变化，体温＞39℃的患者须及时送医就诊。保持室内温度适宜，定时开窗通风，保持室内空气清新。密切关注病情，如发现出疹后持续高热不退、头痛、烦躁不安或嗜睡、惊厥应及时送医院就诊。

3.皮肤护理：从出疹期到结痂前不宜洗澡。水疱破溃处避免沾水，皮肤瘙痒难忍时可适当外涂炉甘石洗剂，切勿搔抓抠皮，避免留疤，避免手揉眼睛引起病毒性角膜炎。

4.饮食护理：可进食软、烂、易吸收、高蛋白、高纤维食物，以流质或半流质为主，禁食生冷、海鲜、酸辣食物，鼓励患者多饮水。

三 流行性腮腺炎

腮腺位于两侧面颊近耳垂处，是唾液腺中最大的腺体。流行性腮腺炎由腮腺炎病毒引起，冬春季多发，患病后可获得终身免疫力。

（一）传播方式

流行性腮腺炎主要经呼吸道传播，病毒可存在于患者的唾液和呼吸道分泌液中，通过空气传播或飞沫传播，也可以通过被感染者唾液污染的衣服、玩具或公共用具间接传染。

（二）临床表现

腮腺肿大、疼痛，可一侧或双侧同时肿大，以耳垂为中心，向前、后、下发展，边缘不清，局部有微热、触痛，不发红，无化脓。腮腺管口早期常有红肿，张口或咀嚼食物时疼痛加重（见图5-5）。患儿常有发热、头痛、无力、食欲不振等症状。

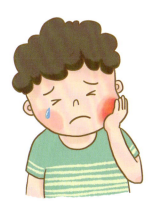

图5-5　腮腺炎局部症状

（三）预防措施

1.保持良好的个人卫生。饭前便后及接触脏东西后要洗手，勤换、勤洗、勤晒衣服和被褥，双手接触呼吸道分泌物后（如打喷嚏、擤鼻涕）应立即洗手，避免脏手接触口、眼、鼻。

2.健康生活，合理作息。合理睡眠，充足休息，避免过度疲劳；科学饮食，加强锻炼，增强自身免疫力。

3.及时做好消毒和隔离。流行高峰期应避免去人员密集场所，如出现相关症状应及时就医、对症治疗。发生校园聚集性流行性腮腺炎疫情，应早期隔离患者直至腮腺肿胀完全消退后5天，密切接触者需观察21天。对患者用过的食具、毛巾等煮沸消毒，每天开窗通风数次，保持室内空气清新。

4.接种疫苗：接种麻腮风疫苗。是预防流行性腮腺炎的有效手段。18～24月龄儿童应常规接种一剂麻疹–腮腺炎–风疹联合疫苗（MMR），儿童入小学前（6岁）再接种一剂疫苗加强免疫。

（四）护理措施

1.注意隔离至腮腺肿胀消退，不少于10天，防止交叉感染；密切观察体温变化，高热者遵医嘱用药，可辅以温水擦浴，每隔半小时监测体温。

2.室内注意通风换气，流行季节避免患儿到人多拥挤的公共场所。

3.多休息，多饮水，给予营养丰富易消化的饮食，保持口腔清洁。

四　麻疹

麻疹是由麻疹病毒引起的急性呼吸道传染病，是传染性最强的传染病之一。冬春季高发，人群普遍易感，病后可获得持久免疫力。

（一）传播方式

麻疹患者是唯一的传染源，发病前2天至发疹后5天内具有强传染性。主要经空气飞沫直接传播，也可经接触感染者的鼻咽分泌物、被污染的生活用品传播。

（二）临床表现

1.典型的麻疹首先表现为发热，体温达39～40℃，可伴有流涕、打喷嚏、咳嗽、流泪、畏光、眼结膜炎等症状。

2.在发病后2～3天可见口腔麻疹黏膜斑（又名科氏斑），为小白点周围有红晕，并有黏膜充血，具有早期诊断价值。发热后4～5天开始出疹，为玫瑰色丘疹，自耳后、发际、前额、面、颈部开始自上而下波及躯干（见图5-6）、四肢、手掌、足底，大小不一，疹间皮肤正常。

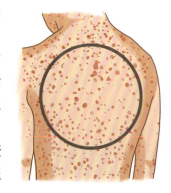

3.皮疹出齐后，依出疹顺序逐渐隐退，色变暗，有色素沉着及糠皮样脱屑，2～3周消退。疹退的同时体温也下降到正常，病情自愈。

图5-6 麻疹皮疹

4.麻疹常见的并发症有肺炎、喉炎、中耳炎、脑炎，其中以肺炎常见。支气管肺炎并发症是引起婴儿死亡的主要原因，严重危害儿童健康。

（三）预防措施

1.避免接触处于隔离期的传染源。患儿观察期为出疹后5天，合并肺炎时延长至10天；密切接触者观察28天，未进行疫苗接种者观察21天。

2.避免去人员拥挤的公共场所。对患儿居室进行紫外线照射，开窗通风。

3.接种麻疹疫苗是预防麻疹最有效的措施。

（四）护理措施

1.患病后应安静卧床休息至皮疹消退，体温正常为止。衣被厚薄适宜，出汗后及时擦干并更换衣被。

2.加强皮肤护理。保持床单位整洁干燥和皮肤清洁，每日为患者温水擦浴后更换衣服，忌用肥皂。腹泻的孩子注意臀部清洁护理，勤剪指甲以免抓伤皮肤。需特别注意的是应加强五官护理，用温开水漱口或脱脂棉蘸上生理盐水擦洗口、鼻、眼部分泌物，保持孩子的口腔、眼、鼻及皮肤的清洁。

3.居室温湿度适度。室温保持在18～22℃，相对湿度保持在50%～60%。每日定时开窗通风，保持室内空气新鲜，但注意避免穿堂风。室内光线柔和，阳光不要直接照在眼睛上，尤其是有畏光、眼痛等症状的患者。

4.发疹期间多喝温开水，进清淡、易消化、富有营养的饮食。经常更换食物品种，少量多餐，以增加食欲，促进消化。

五　风疹

风疹是由风疹病毒引起的急性呼吸道传染病，冬春季多发。

（一）传播方式

1.传染源：患者是风疹唯一的传染源。风疹的传染期是从发病前7天到出疹后5天。隐性感染者也可以传播风疹病毒。患者口、鼻、咽部分泌物以及血液、大小便中均可分离出病毒。

2.传播途径

（1）呼吸道传播：主要通过空气飞沫传播。

（2）接触传播：人与人之间密切接触也可以传播本病。

（3）垂直传播：孕期母体内的病毒通过胎盘侵犯胎儿。

3.易感人群：风疹一般多见于5～9岁的儿童，可流行于幼儿园、学校、军队等聚集性群体中。

（二）临床表现

1.前驱期：患儿常症状轻微或无症状。

2.出疹期：皮疹开始于面部，迅速波及全身，以躯干、背部皮疹较密，融合成片，手掌及足底无疹。皮疹为淡红色、充血性斑丘疹，直径2～3mm。面部、四肢远端皮疹较稀疏，躯干尤其背部皮疹密集，融合成片（见图5-7）。患儿常有低热及淋巴结肿大，尤以耳后、枕部、颈后淋巴结肿大最为明显，肿大的淋巴结有轻度压痛，不融合，不化脓。皮疹经2～3日消退，退

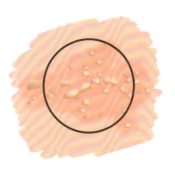

图5-7　风疹皮疹

疹后不留色素沉着。疹退的同时体温下降，肿大的淋巴结也逐渐恢复，但完全恢复正常需数周后。

（三）预防措施

1.接种疫苗。我国目前对儿童实施2剂次含风疹成分疫苗免疫程序。

2.对育龄妇女宜进行婚前或孕前检查血风疹IgG抗体，如证实为易感者，应接种风疹疫苗。

3.感染风疹病毒后可致畸，孕妇在妊娠早期避免与风疹患者接触，一旦感染风疹，应考虑终止妊娠。

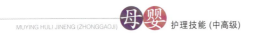

（四）护理措施

1.发热期间应卧床休息，居室开窗通风。

2.饮食宜清淡，多吃新鲜蔬菜和水果，以流质或半流质食物为主；少吃辛辣刺激性食物，如洋葱、胡椒、辣椒；避免吃油炸、油腻的食物，如奶油、黄油、巧克力等；发热期间多饮水。

3.避免搔痒抓破皮肤，防止皮肤上留有瘢痕。

六　幼儿急疹

幼儿急疹，也称为婴儿玫瑰疹，是婴幼儿时期一种常见的出疹性传染病，通常由人类疱疹病毒6型（HHV-6）引起。发病多见于1岁以内的小儿，2岁以上者少见。冬春季节发病较多，得病后一般都能获得持久免疫力，很少二次得病。

（一）传播方式

一般通过呼吸道分泌物或粪－口途径传播。

（二）主要表现

幼儿急疹的特征性临床表现是热退疹出，即发热3～5天后骤然退热，随之出现皮疹。

1.发热期：起病急，高烧达39～40℃并持续3～5天，高热时通常伴有烦躁不安，但口服退热药以后大多数患儿一般情况良好。其他较少见的临床表现包括颈部、耳后或枕部淋巴结肿大、睑结膜炎、眼睑浮肿、呕吐、腹泻，甚至惊厥发作。

2.皮疹期：随患儿退热，出现压之可褪色的桃红色皮疹。皮疹不规则，为小型玫瑰斑点，也可能融合成一片，通常先发生于颈部和躯干，腰部和臀部较多，并蔓延到面部和四肢，一般情况下皮疹不痒不痛。皮疹通常持续1～2日后自行消退，但有时可在2～4小时内短暂出现后旋即消失或反复发作，不留色素斑。

（三）预防措施

1.注意手卫生，常洗手，咳嗽时用餐巾纸捂住口鼻，用后装入塑料袋再扔掉。

2.不要与患幼儿急疹的患儿接触。

3.提倡和鼓励孩子增加运动，提高自身免疫力，从根本上防患于未然。

（四）护理措施

1.应注意给患儿退烧：为了避免患儿因发烧而引起脱水，并促进血液中的病毒及毒素排出，多给孩子喝一些温开水或淡果汁，这样既提高了维生素的摄入量又利于出汗和排尿，促进毒素从尿液中排出。发烧时物理降温，可给宝宝洗温水浴，或者用温水擦身。孩子高热不退，精神差，出现惊厥、频繁呕吐、脱水等表现时，家长要及时带孩子到医院就诊。

2.尽量少去户外活动：最好让患儿多卧床休息，居室内要安静、舒适，保持空气新鲜、流通，被子不要盖得太厚太多。

3.保持皮肤的清洁卫生：经常给宝宝温水擦浴，及时擦去患儿身上的汗渍，不要吹穿堂风，以免着凉，同时也可防止出疹的宝宝感染。避免用碱性皂剂擦洗皮疹。不要让患儿搔抓皮疹，以免抓破皮肤造成感染。不要乱涂药，尽量不刺激皮肤。如果瘙痒难忍，可在医生建议下用炉甘石洗剂外擦以止痒。

4.饮食宜清淡易消化：如果患儿已经断奶，可给流质或半流质食物。鼓励患儿少量进食牛奶、米汤、豆浆、粥以及面条等易消化的食物，保持体力。不建议喝糖分较高的甜水，宝宝此时食欲不佳，会影响宝宝食欲。通过发汗、排尿和排便三种途径，让体内毒素加速排出。

七　猩红热

猩红热是由A组溶血性链球菌感染引起的急性呼吸道传染病，中医称之为"烂喉痧"。本病一年四季都有发生，尤以冬春之季发病为多。发病后不能获得终身免疫力，可再次感染。

（一）传播方式

患者和带菌者是主要传染源，经由空气飞沫传播，也可经由皮肤伤口或产道感染。人群普遍易感，但发病多见于小儿，尤以5～15岁居多。

（二）主要表现

潜伏期通常为2～3天，短者1天，长者7天。绝大多数患儿都是轻症普通型，主要症状为发热，咽痛，咽及扁桃体充血，发热半天或两天后出疹，为全身弥漫性鲜红色皮疹，可伴有草莓舌、杨梅舌、口周苍白圈和疹后明显脱屑等（见图5-8）。皮疹特点如下：①均匀分布、弥漫充血性、针尖大小的丘疹，压之退色，有痒感；②在皮肤皱褶处，如腋窝、肘窝和腹股沟等处，

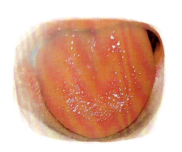

图5-8　猩红热皮疹

皮疹密集成线，称为"帕氏线"；③颜面部仅有充血而无皮疹，口鼻周围充血不明显，相比之下显得发白，称为"口周苍白圈"；④舌面深红色，舌刺红肿

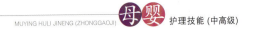

明显，形成"杨梅样舌"。通常 1 周后疹退、脱皮，无色素沉着。

（三）预防措施

目前，对于猩红热尚无有效疫苗，因此，做好预防显得尤为关键。

1.控制传染源：隔离患儿，诊断明确者症状消失后 1 周解除隔离；有化脓性并发症者隔离至炎症痊愈；密切接触者观察 12 天，一旦发现咽炎或扁桃体炎应进行治疗。

2.切断传播途径：在猩红热流行期间，家长应避免带孩子到公共场所等人员聚集处。应注意通风，保持室内空气流通和新鲜。注意个人卫生，勤洗手，不用手指接触口鼻，衣服被子多晾晒。

3.保护易感人群：积极锻炼身体，提高机体抵抗力。合理安排饮食，为孩子提供充足且均衡的营养。

（四）护理措施

1.消毒隔离：早期发现不适，及早就医，接受规范治疗并居家隔离，不与其他儿童接触，若必须接触时要戴口罩。房间勤通风换气，每日 3～4 次，每次不少于 30 分钟。餐具、水杯用后煮沸消毒。

2.发热护理：急性期绝对卧床休息。对于儿童体温超过 39.0℃及咽痛者可遵医嘱服用解热镇痛药。

3.饮食护理：进食流质或半流质食物，比如牛奶、稀饭、蛋汤等，减缓吞咽引起的疼痛。避免进食高营养、油腻、刺激、过酸、过甜的食物，多饮水以加速毒素排出。

4.皮肤护理：猩红热出疹期一般不主张洗澡，需保持皮肤干燥，注意皮肤卫生。家长要及时给宝宝剪短指甲，避免抓破皮肤，若疹子未破损，可涂抹炉甘石洗剂止痒。保持口腔及皮肤清洁卫生，年长儿可用生理盐水漱口。

第六章　健康管理

孩子的健康不仅是每个家庭的大事，更关系到国家和民族的未来。儿童健康管理是以预防为中心，以保护和促进儿童身心健康和社会适应能力为目标，根据各年龄段儿童的生长发育特点，提供综合性保健服务。帮助家长掌握儿童健康管理知识，如儿童生长发育相关知识、儿童计划免疫知识等，以期家长及早识别儿童异常状态，及时采取有效的干预措施，提高儿童生命质量，降低疾病的发生率和死亡率，促进儿童身心全面发展。

第一节　儿童生长发育

生长发育是指从受精卵到成人的成熟过程，是儿童区别于成人的重要特点。生长是指身体各器官、系统的长大和形态变化，是量的改变；发育是指细胞、组织和器官的分化完善与功能上的成熟，是质的改变。两者密切相关，生长是发育的物质基础，生长的量的变化可在一定程度上反映身体器官、系统的成熟状况。

一　儿童生长发育规律

1.连续性和阶段性：生长发育是一个连续不断的过程，但不同年龄的生长发育速度不同，呈现阶段性，如身高生后第一年（婴儿期）增长很快，为第一个生长高峰，至青春期出现第二个生长高峰（见图6-1）。

2.各系统器官发育的不平衡性：小儿机体各系统、器官的发育在不同年龄阶段各有先后，如神经系统发育较早：脑的发育在出生后头2年最快，5岁时脑的大小和重量已接近成

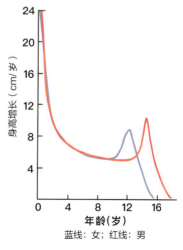

蓝线：女；红线：男

图6-1　儿童生长发育曲线

75

人水平；淋巴系统：出生后生长迅速，到青春期达顶峰，然后逐渐退化；生殖系统：发育最晚，一般到青春期才迅速发育；其他系统（如呼吸、循环、消化、泌尿系统）的发育与体格生长平行（见图6-2）。

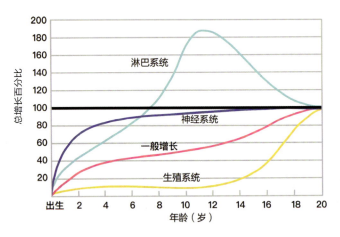

图6-2　各系统、器官发育的不平衡性

3.生长发育的一般规律：一般生长发育遵循由上到下、由近到远、由粗到细、由低级到高级、由简单到复杂的规律。

4.生长发育的个体差异：由于受机体内、外因素的影响，小儿生长发育存在较大的个体差异，各有其自己的生长"轨迹"。

二　儿童体格生长发育指标

体格生长反映人体生长发育水平、营养状况和锻炼程度。描述儿童体格生长的常用指标有体重、身高、头围、胸围、骨骼、牙齿等。

（一）体重

体重是身体器官、系统、体液的总重量，是反映生长发育水平和营养状况（近期营养）的重要指标，也是临床计算补液量和给药量的重要依据。

正常新生儿出生时平均体重为3.0kg，在2.5～4.0kg范围内波动。儿童体重的增长是不等速的，1岁以内是体重增长最快速的时期，为第一个生长高峰，1岁之后增长速度逐渐减慢，进入青春期后，体重增长再次加快，为第二个生长高峰。不同年龄段儿童体重的参考值见表6-1。

表 6-1　不同年龄段儿童体重参考值

年龄	体重（kg）
出生时	3
3 月末	6
＜6 个月	出生体重（kg）＋月龄×0.7（kg）
7～12 月	6（kg）＋月龄×0.25（kg）
1 岁末	9
2 岁末	12
2 岁～青春前期	年龄×2＋8（kg）

（二）身长（高）

身长（高）是指从头顶到足底的全身长度，是头部、脊柱与下肢长度的总和，是反映骨骼发育的重要指标（远期营养）。

正常新生儿出生时平均身长为 50cm，生后第一年身高平均增长 25cm，上半年增长比下半年快，其中前 3 个月增长 11～12cm，与后 9 个月的增长量相当，第二年速度减慢，2 岁以后稳步增长，平均每年增长 5～7cm。儿童身高的增长和体重增长类似，也出现婴儿期和青春期 2 个生长高峰。不同年龄段儿童身高的参考值见表 6-2。

表 6-2　不同年龄段儿童身高参考值

年龄	身长（高）（cm）
出生时	50
3 月末	61～63
1 岁末	75
2 岁末	87
2 岁～青春前期	年龄×7＋75（cm）

（三）头围

自眉弓上缘经枕后结节绕头一周的长度为头围，反映脑和颅骨的发育情况。头围测量在 2 岁以下最有价值，头围过小提示脑发育不良，头围过大提示可能为脑积水。正常新生儿平均头围为 33～34cm，1 周岁内的前 3 个月头围增加值和后 9 个月内的头围增加值一样，均为 6cm。不同年龄段儿童头围的参考值见表 6-3。

表6-3 不同年龄段儿童头围参考值

年龄	头围（cm）
出生时	33～34
3月末	40
1岁末	46
2岁末	48
5岁末	50

（四）胸围

胸围是平乳头下缘绕胸一周的长度。胸围大小与营养和胸廓的发育密切相关。正常新生儿平均胸围为32cm，比头围小1～2cm，1周岁时胸围和头围大致相等，约为46cm，1岁之后至青春期前胸围大于头围，胸围（cm）=头围（cm）+年龄-1（cm）。

（五）颅骨

颅骨的发育用头围、囟门大小以及骨缝和前后囟门闭合时间来评价（见图6-3）。颅骨骨缝出生时稍分开，3～4月龄闭合；后囟是由顶骨和枕骨构成的三角形间隙，出生时很小或闭合，最迟于出生后6～8周闭合；前囟是由额骨和顶骨形成的菱形间隙，出生时1.5～2.0cm，1.0～1.5岁时闭合。前囟的检查具有非常重要的临床意义：①前囟迟闭或过大，见于佝偻病、脑积水、甲状腺功能减低等；

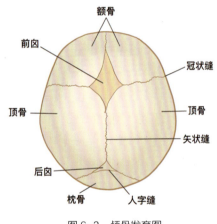

图6-3 颅骨发育图

②前囟早闭或过小，见于头小畸形；③前囟饱满，提示颅内压增高，见于脑膜炎、脑炎、脑积水、脑肿瘤等；④前囟凹陷，见于脱水或重度营养不良。

（六）牙齿

牙齿的发育和骨骼的发育密切相关。人的一生有两副牙齿，即乳牙和恒牙。儿童乳牙有20颗，一般在4～10月龄开始萌出，2～2.5岁出齐，2岁以内的乳牙数约等于月龄减去4～6，如果儿童超过13个月还未萌出乳牙为乳牙萌出延迟。乳牙萌出顺序见图6-4。儿童6岁左右萌出第一颗恒牙即第一磨牙，6～12岁乳牙逐渐被同位恒牙替换，12岁左右出第二恒磨牙，18岁以后出第三恒磨牙（智齿），也有第三恒磨牙终身不萌出者，故恒牙可有28～32颗。

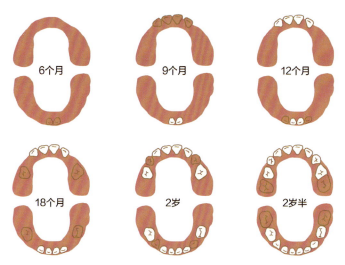

图6-4　乳牙萌出顺序

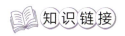 知识链接

口腔发育异常的若干症状

一、唇腭裂

唇腭裂（见图6-5）是口腔颌面部最常见的先天性畸形，平均每600～1000个婴儿中就有1个患病。本病的发生是由遗传因素和环境因素共同决定的，一些临床病例统计资料表明妇女妊娠期所患的某些疾病是造成先天性唇腭裂的主要原因，主要发生在妊娠第4～10周期间，如感冒，有明显的钙、磷、铁和维生素缺乏等，妇女怀孕期间偏食，各种药物的副作用，过多接触放射线，父母双方年龄较大，生理、精神上的损伤造成内分泌失调等因素。

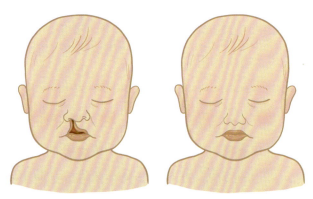

图6-5　唇腭裂患儿术前术后对比图

近年来国际上公认的治疗唇腭裂的方法是"综合序列治疗",治疗目的是恢复上唇正常形态和正常的语言功能。早期进行一期手术关闭上唇和上腭的裂隙,单侧唇腭裂的婴儿最佳手术时间为生后3个月,双侧唇腭裂的婴儿治疗的最佳时间为生后12个月。唇腭裂术后往往伴有不同程度鼻畸形,如裂侧鼻孔扁平、塌陷、鼻尖歪等,应在8岁时做鼻畸形矫正术。此外,还会有上颌牙齿排列不齐,应在12岁左右进行牙齿正畸治疗。

二、高腭弓

多通过主观查体判断,用手触摸上腭时,能明显感觉到硬腭向上拱起。目前研究资料中,多把高腭弓(见图6-6)和其他一些综合征联系在一起,但健康婴儿也可有高腭弓现象。

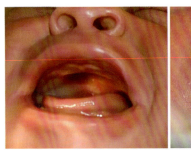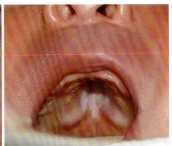

图6-6　正常腭弓和高腭弓对比图

高腭弓如果不合并其他异常,婴儿生长发育正常,不影响吃奶,可继续观察,不作处理。如果高腭弓合并其他表现,比如特殊面容、发育弛缓、肌张力低下、呼吸不畅、喂奶困难等表现,需要引起重视,及时带婴儿就医并给予对症处理。

三、诞生牙

在正常情况下,婴儿4～10个月才会开始出牙。婴儿一出生就萌出牙齿,便为诞生牙,也叫出生牙(见图6-7)。诞生牙一般多与遗传、内分泌和环境因素相关,主要是由于个别牙胚距口腔黏膜很近,导致过早萌出。

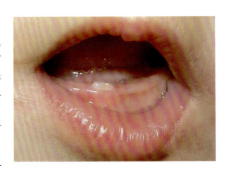

图6-7　诞生牙

诞生牙是正常乳牙的过早萌出,由于萌出太早,绝大多数牙根尚未发育,常常是软软的,如果诞生牙极易松动,影响婴儿吃奶或者有可能脱落而被婴儿吸入气管造成危险,则应该拔除。如果诞生牙不易松动,则应该保留,因为该牙为正常乳牙,拔除后就不会再长,甚至可能造成乳牙缺失。保留下来的诞生牙需要家长注意观察，一旦发现有异常情况，需要及时带婴儿就诊。由于诞生牙多长在下颌前牙区，有可能吸吮时对舌系带造成摩擦而导致溃疡，如果遇到这种情况，可以调磨诞生牙或者改用汤匙喂养，溃疡处涂抹药物治疗。

四、龋齿

龋齿是一种细菌感染性口腔疾病，口腔滋生的致龋菌没有及时得到清理，在口腔残留的食物残渣上繁殖、发酵、产酸，使牙齿被腐蚀，使牙齿硬组织缺损的一种口腔疾病。

龋齿与儿童牙齿结构、饮食结构有关。乳牙的坚硬程度不及恒牙，吃同样的食物，乳牙更容易受到致病菌的腐蚀。食物偏软、偏精细，喜食甜食也是发生龋齿的原因。3岁以下儿童特别容易发生"奶瓶龋"，含奶瓶睡觉，或者吃完母乳没有及时清洁口腔直接睡觉，奶液会粘在牙齿上，睡着后口腔内分泌的唾液减少，口腔自洁能力下降，时间一长牙齿就会被慢慢腐蚀。

预防龋齿最好的办法就是刷牙，建议采用"3、3、3"的方法，即每天刷牙3次，每次3分钟，饭后3分钟漱口。在萌出第一颗牙齿后就可以开始刷牙，这时候家长可以拿消毒后的纱布缠在手指上，伸入婴儿口腔，上下里外，轻轻地把牙齿擦拭干净（见图6-8）。2岁半左右乳牙均已长出，可教儿童圆弧刷牙法刷牙（见图6-9），大约3岁时养成早晚刷牙及饭后漱口的良好习惯。3岁后儿童的依从性逐渐变好，会独立完成刷牙的过程。

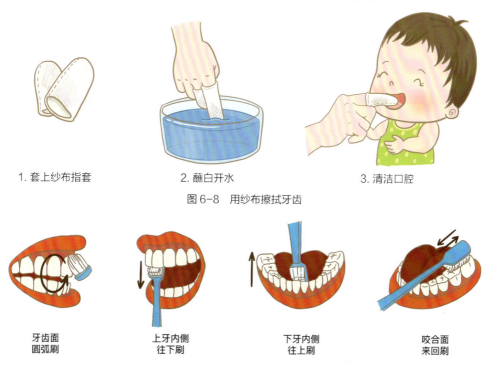

1. 套上纱布指套　　　　2. 蘸白开水　　　　3. 清洁口腔

图6-8　用纱布擦拭牙齿

牙齿面　　　　上牙内侧　　　　下牙内侧　　　　咬合面
圆弧刷　　　　往下刷　　　　往上刷　　　　来回刷

图6-9　圆弧刷牙法

糖是儿童龋病主要的致病因素，预防龋齿要养成合理的饮食结构与习惯，控制饮食中的糖，养成少吃甜食的习惯，特别是睡前不吃糖。注意日常膳食平衡，多吃含钙、磷、维生素多的食物，适当多吃粗粮，吃富含纤维的食物，增强牙齿的咀嚼力。不建议吃过酸的食物，不建议喝碳酸饮料。还应提醒儿童，不能一直吃东西，要让牙齿有一定的休息时间，杜绝儿童食用成人咀嚼后的食物。减少儿童吃夜奶的次数，6个月时即可培养儿童使用杯子喝奶，1岁左右戒掉奶瓶喝奶的习惯。

值得注意的是，应定期带儿童到医院做口腔保健，窝沟封闭也是预防龋齿有效的方法，封闭的合适时机是牙冠完全萌出，龋齿尚未发生的时候，一般乳磨牙在3~5岁，第一恒磨牙在7~9岁，第二恒磨牙在11~13岁时。也可给予牙齿涂氟，减少龋齿的发生，涂氟适用于3岁以上儿童，一般每年2次就能起到减少龋齿发生的作用（见图6-10）。

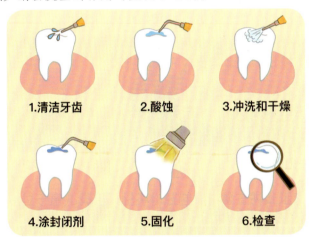

（A）窝沟封闭

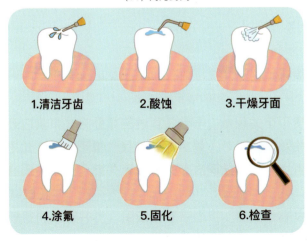

（B）涂氟

图6-10　窝沟封闭和涂氟双重防护

三　儿童体格生长发育测量

（一）体重测量

1.目的：评估儿童体格发育情况，判断儿童营养状况，并为临床输液量、给药量、乳液量计算提供依据。

2.操作重点：体重是衡量儿童短期营养状况的重要指标，测量一定要精确。测量时避免儿童着凉和摔伤。

3.操作准备

（1）环境准备：保持室温26～28℃，相对湿度55%～65%，室内安静、清洁，光线明亮。

（2）操作者准备：束起头发，修剪指甲，去除首饰、手表，清洁双手。

（3）用物准备：体重秤、清洁布、笔、记录本。

4.操作流程（见图6-11、图6-12）

（1）将清洁布铺在体重秤的秤盘上，调节指针到零点。

（2）去除婴儿衣服和尿布，将婴儿轻轻放于秤盘上，待体重秤的数值稳定后准确读数，并记录。

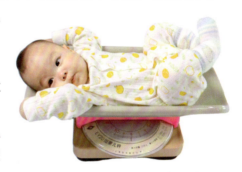

图6-11　儿童体重测量法（卧位）

（3）天气寒冷或遇体温偏低及病重婴儿，可先称出婴儿衣服、尿布和包被的重量，然后给婴儿穿衣、包好包被再测量。后者重量减去前者重量，即为婴儿体重。

（4）整理用物，洗手，记录完整。

5.操作注意事项

（1）每次测量前对体重秤进行校对，测量时先调至零点，平衡后方可使用。

（2）3月龄以内的婴儿可用电子婴儿体重秤。

（3）婴幼儿体重的读数应保留至0.1kg。

（4）测量中注意安全及保暖，避免着凉及发生意外损伤。

（二）身长（高）测量

1.目的：用于评估儿童体格发育状况，为诊断相关疾病提供依据。

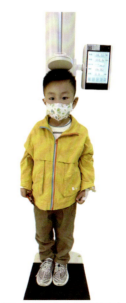

图6-12　儿童体重测量法
（站立位）

2.操作重点：3岁以下儿童卧位测量身长，3岁以后儿童立位测量身高，动作应轻柔，避免生拉硬拽。

3.操作准备

（1）环境准备：保持室温24～26℃，相对湿度55%～65%，室内安静、清洁，光线明亮。

（2）操作者准备：束起头发，修剪指甲，去除首饰、手表，清洁双手。

（3）用物准备：量床或立尺、清洁布、笔、记录本。

4.操作流程

（1）身长测量（见图6-13）：①将清洁布铺于测量床上。②脱去婴幼儿的帽、鞋、袜，使婴幼儿仰卧于量床的中线上。③把婴幼儿头顶部轻触测量板顶端，头部扶正，双手自然伸平，头枕部、肩胛部、臀部及双足跟紧贴测量板。④测量者左手抚平婴幼儿双膝，使其两下肢伸直，右手轻轻推动滑板贴于双足底，读数至0.1cm。

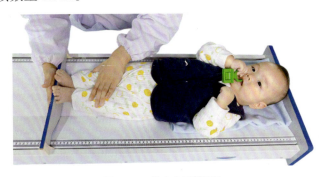

图6-13 儿童身长测量法

（2）身高测量（见图6-14）：①脱去帽、鞋、袜，让儿童站立在立尺上。②儿童枕部、肩胛部、臀部及双足跟同时靠在立尺上，两眼正视前方，抬头挺胸收腹，两臂自然下垂，双脚并拢。③测量者移动立尺头顶板，与儿童头顶接触，头顶板与量杆呈90°，读数至0.1cm。

（3）整理用物，洗手，记录完整。

5.操作注意事项

（1）婴幼儿测量时，测量板应与婴幼儿足底垂直，推动滑板时动作应轻快。

（2）测量时，枕部、肩胛部、臀部及双足跟应紧贴测量板，双眼正视前方。

（3）婴幼儿身长（高）的读数应保留至0.1cm。

（4）测量中注意安全，避免发生意外损伤。

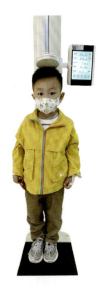

图6-14 儿童身高测量法

（三）头围测量

1.目的：评估儿童颅骨及大脑发育状况，协助疾病诊断。

2.操作重点：婴幼儿头围测量以出生后头2年最有价值，头围过大或过小均可提示某些疾病，故测量方法应正确，读数应准确。

3.操作准备

（1）环境准备：保持室温22℃，相对湿度55%～65%，室内安静、清洁，光线明亮。

（2）操作者准备：束起头发，修剪指甲，去除首饰、手表，清洁双手。

（3）用物准备：软尺、婴幼儿模型、笔、记录本。

4.操作流程（见图6-15）

（1）测量者站于儿童前方或右侧，协助儿童取坐位或者站立位。

（2）测量者用左手拇指将软尺零点固定于儿童头部一侧眉弓上缘，左手中、示指固定软尺于枕骨粗隆，手掌固定儿童头部。

（3）测量者右手持软尺紧贴头皮绕枕骨结节最高点至另一侧眉弓上缘，回至零点。

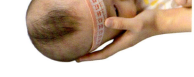

图6-15　儿童头围测量法

（4）准确读出头围数值至0.1cm。

（5）整理用物，洗手，记录完整。

5.操作注意事项

（1）测量用的软尺不宜过于柔软，否则会增加测量误差。

（2）头发过多或者过长，应将其拨开。

（3）婴幼儿头围的读数应保留至0.1cm。

（4）测量中注意软尺长度，避免面部及头皮损伤。

（四）胸围测量

1.目的：评估儿童胸廓、胸背肌肉及肺发育状况，协助疾病诊断。

2.操作重点：婴幼儿胸廓发育落后，与营养、上肢及胸廓锻炼等因素有关，胸廓畸形可提示佝偻病、肺气肿等，故测量方法应正确，读数应准确。

3.操作准备

（1）环境准备：保持室温22℃，相对湿度55%～65%，室内安静、清洁，光线明亮。

（2）操作者准备：束起头发，修剪指甲，去除首饰、手表，清洁双手。

（3）用物准备：软尺、笔、记录本。

4.操作流程（见图6-16）

（1）测量者站于儿童前方或右侧，协助儿童取卧位或站立位，两臂自然平放或下垂。

（2）测量者用左手将软尺零点固定于儿童一侧乳头下缘（乳腺已发育的女孩，固定于胸骨中线第4肋间）。

（3）测量者右手将软尺紧贴皮肤，经背部两侧肩胛骨下缘绕胸一周回至零点。

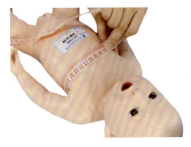

图6-16　儿童胸围测量法

（4）取平静呼气、吸气时的中间读数，或呼气、吸气时的平均数。

（5）准确读出头围数值至0.1cm。

（6）整理用物，洗手，记录完整。

5.操作注意事项

（1）3岁以上儿童取站立位测量。

（2）婴幼儿胸围的读数应保留至0.1cm。

（3）测量中注意保暖，避免婴幼儿着凉。

第二节　儿童计划免疫和预防接种

计划免疫是根据免疫学原理、儿童免疫特点和传染病发生情况而制定的免疫程序，通过有计划地使用生物制品进行预防接种，使儿童获得可靠的免疫力，达到控制和消灭传染病的目的。而预防接种是指把人工培养出来的疫苗注射到个体身体里，刺激机体产生对某种疾病的抵抗力，减少受感染机会。

一　常见的免疫方式及制剂

（一）主动免疫及制剂

1.主动免疫：是指将疫苗或类毒素接种于人体，使人体产生获得性免疫能力，主要用于预防。主动免疫的特点是能够形成相对持久的免疫能力。

2.主动免疫制剂

（1）菌苗：有死菌苗（百日咳、伤寒菌苗）和减毒活菌苗（卡介苗）。

（2）疫苗：有灭活疫苗（霍乱、伤寒、百日咳、乙脑和甲型肝炎疫苗等）和减毒活疫苗（麻疹疫苗、脊髓灰质炎疫苗、风疹和腮腺炎疫苗等）。

（3）类毒素：包含破伤风类毒素、白喉类毒素等。

（二）被动免疫及制剂

1.被动免疫：是指机体被动接受抗体、致敏淋巴细胞或其产物所获得的特异免疫能力，主要用于暂时预防或治疗。被动免疫的特点为免疫效果产生快，但免疫力维持时间短。

2.被动免疫制剂：有特异性免疫性血清、丙种球蛋白、胎盘球蛋白等。

二　免疫程序

2008年，我国卫生部颁发了扩大国家免疫规划，要求0～6岁以内儿童必须完成乙肝疫苗、卡介苗、脊灰减毒活疫苗、百白破疫苗、白破疫苗、麻腮风疫苗、甲肝减毒活疫苗、A群流脑疫苗、A＋C群流脑疫苗、乙脑疫苗的接种（见表6-4），并根据传染病流行趋势，在流行地区对重点人群进行流行性出血热疫苗、炭疽疫苗和钩端螺旋体疫苗等的接种。

表6-4　国家免疫规划疫苗儿童免疫程序表（2021年版）

疫苗种类	可预防疾病	接种途径	剂量	英文缩写	出生	1月	2月	3月	4月	5月	6月	8月	9月	18月	2岁	3岁	4岁	5岁	6岁
乙肝疫苗	乙型病毒性肝炎	肌内	10或20μg	HepB	1	2					3								
卡介苗	结核病[1]	皮内	0.1ml	BCG	1														
脊灰灭活疫苗	脊髓灰质炎	肌内	0.5ml	IPV			1	2											
脊灰减毒活疫苗	脊髓灰质炎	口服	1粒或2滴	bOPV					3								4		
百白破疫苗	百日咳、白喉、破伤风	肌内	0.5ml	DTaP				1	2	3				4					
白破疫苗	白喉、破伤风	肌内	0.5ml	DT															5
麻腮风疫苗	麻疹、风疹、流行性腮腺炎	皮下	0.5ml	MMR								1		2					
乙脑减毒活疫苗	流行性乙型脑炎[2]	皮下	0.5ml	JE-L								1			2				
乙脑灭活疫苗	流行性乙型脑炎[2]	肌内	0.5ml	JE-I								1.2			3		4		
A群流脑疫苗	流行性脑脊髓膜炎	皮下	0.5ml	MPSV-A							1		2						
A+C群流脑疫苗	流行性脑脊髓膜炎	皮下	0.5ml	MPSV-AC												3			4
甲肝减毒活疫苗	甲型病毒性肝炎[3]	皮下	0.5或1.0ml	HepA-L										1					
甲肝灭活疫苗	甲型病毒性肝炎[3]	肌内	0.5ml	HepA-I										1	2				

注：1. 主要指结核性脑膜炎、粟粒性肺结核等。
2. 选择乙脑减毒活疫苗接种时，采用两剂次接种程序。选择乙脑灭活疫苗接种时，采用四剂次接种程序；乙脑灭活疫苗第1、2剂间隔7～10天。
3. 选择甲肝减毒活疫苗接种时，采用一剂次接种程序。选择甲肝灭活疫苗接种时，采用两剂次接种程序。

三 预防接种注意事项和禁忌证

（一）严格执行免疫程序

1.接种年龄：儿童年龄达到相应剂次疫苗的接种年龄时，应尽早接种。如果儿童未按照上述推荐的年龄及时完成接种，应根据补种通用原则和每种疫苗的具体补种要求尽早进行补种。

2.接种部位：疫苗接种途径通常为口服、肌内注射、皮下注射和皮内注射，注射部位通常为上臂外侧三角肌处和大腿前外侧中部。当多种疫苗同时注射接种（包括肌内、皮下和皮内注射）时，可在左右上臂、左右大腿分别接种，卡介苗选择上臂。

3.同时接种原则

（1）不同疫苗同时接种：两种及以上注射类疫苗应在不同部位接种，严禁将两种或多种疫苗混合吸入同一支注射器内接种。

（2）现阶段的国家免疫规划疫苗均可按照免疫程序或补种原则同时接种。

（3）不同疫苗接种间隔：两种及以上注射类减毒活疫苗如果未同时接种，应间隔不小于28天进行接种。国家免疫规划使用的灭活疫苗和口服类减毒活疫苗，如果与其他灭活疫苗、注射或口服类减毒活疫苗未同时接种，对接种间隔不做限制。

4.补种通用原则：未按照推荐年龄完成国家免疫规划规定剂次接种的小于18周岁人群，在补种时应掌握相关原则。

（1）应尽早进行补种，尽快完成全程接种，优先保证国家免疫规划疫苗的全程接种。

（2）只需补种未完成的剂次，无须重新开始全程接种。

（3）当遇到无法使用同一厂家同种疫苗完成接种程序时，可使用不同厂家的同种疫苗完成后续接种。

（二）常见特殊健康状态儿童接种

1.早产儿与低出生体重儿：早产儿（胎龄小于37周）和/或低出生体重儿（出生体重小于2500g）如医学评估稳定并且处于持续恢复状态（无须持续治疗的严重感染、代谢性疾病、急性肾脏疾病、肝脏疾病、心血管疾病、神经和呼吸道疾病），按照出生后实际月龄接种。

2.过敏：所谓"过敏性体质"不是疫苗接种禁忌证。对已知疫苗成分严重过敏或既往因接种疫苗发生喉头水肿、过敏性休克及其他全身性严重过敏反应的，禁忌继续接种同种疫苗。

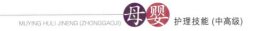

3.人免疫缺陷病毒（HIV）

（1）HIV感染母亲所生儿童在出生后暂缓接种卡介苗，当确认儿童未感染HIV后再予以补种；当确认儿童HIV感染，不予接种卡介苗。

（2）HIV感染母亲所生儿童如经医疗机构诊断出现艾滋病相关症状或免疫抑制症状，不予接种含麻疹成分疫苗；如无艾滋病相关症状，可接种含麻疹成分疫苗。

（3）HIV感染母亲所生儿童可按照免疫程序接种乙肝疫苗、百白破疫苗、A群流脑疫苗、A+C群流脑疫苗和白破疫苗等。

（4）HIV感染母亲所生儿童除非已明确未感染HIV，否则不予接种乙脑减毒活疫苗、甲肝减毒活疫苗、脊髓灰质炎减毒活疫苗，可按照免疫程序接种乙脑灭活疫苗、甲肝灭活疫苗、脊髓灰质炎灭活疫苗。

（5）非HIV感染母亲所生儿童，接种疫苗前无须常规开展HIV筛查。

4.免疫功能异常：除HIV感染者外的其他免疫缺陷或正在接受全身免疫抑制治疗者，可以接种灭活疫苗，原则上不予接种减毒活疫苗。

（三）接种后处理

1.接种后不要匆忙离开医院，须留观30分钟并告知注意事项及处理措施。

2.注意接种部位的清洁，接种后暂时不要洗澡，避免局部感染。

3.接种后2～3天内避免剧烈活动，适当休息，多喝水。

（四）预防接种禁忌证

1.患有急性传染病、慢性消耗性疾病、活动性肺结核、肝肾疾病和发热的儿童。

2.先天性免疫缺陷或者接受免疫抑制剂治疗者。

3.近1个月内注射过免疫球蛋白者，不能接种活疫苗。

4.2月龄以上尚未接种卡介苗，接种之前需先做结核菌素（PPD）试验，阴性者可接种，阳性者不可接种。

5.每天排便次数超过4次者，严禁服用脊髓灰质炎减毒活疫苗糖丸。

6.罹患各种疫苗说明书中规定的禁忌证。

7.下述常见疾病不作为疫苗接种禁忌：生理性和母乳性黄疸，单纯性热性惊厥史，癫痫控制处于稳定期，病情稳定的脑疾病、肝脏疾病、常见先天性疾病（先天性甲状腺功能减低、苯丙酮尿症、唐氏综合征、先天性心脏病）和先天性感染（梅毒、巨细胞病毒和风疹病毒）。

四　预防接种反应与处理

（一）一般反应

一般反应是指由于疫苗本身的理化特征造成的反应。

1.局部反应：接种后数小时至24小时出现，表现为红、肿、热、痛，有时伴有淋巴结肿大，持续时间2～3天不等。轻者不需处理，重者局部可用干净毛巾热敷。

2.全身反应：接种后24小时内出现，主要表现为发热，一般于接种后5～6小时体温升高，持续1～2天，多为低中度发热，可伴有头晕、恶心、呕吐、腹痛、腹泻、全身不适等。全身反应轻者可适当休息，多饮水。重者可对症处理，必要时送医院观察治疗。

（二）异常反应

异常反应是指合格的疫苗在实施规范接种过程中或者实施规范接种后造成受种者机体组织器官、功能损害，相关各方均无过错的药品不良反应，发生在极少被接种者身上。

1.过敏性休克：接种后数秒、数分钟或0.5～2小时出现，表现为突然感到全身发痒、胸闷、气急、烦躁、面色苍白、出冷汗、四肢发凉、血压下降、心律减慢、脉细速，严重者可危及生命。此时应使患儿平卧，头稍低，注意保暖，遵医嘱处理。

2.晕针：常由于空腹、疲劳、室内闷热、紧张等因素，在接种时或几分钟内突然出现头晕、心慌、面色苍白、出冷汗、手足发麻等症状。应立即使患儿平卧，头稍低，保持安静，注意保暖，饮少量温开水或糖水，必要时可针刺人中穴。

3.过敏性皮疹：荨麻疹最为多见，接种后几小时至几天内出现，服抗组胺药物后可痊愈。

4.全身感染：有原发或继发免疫功能缺陷者，接种活疫苗后，可扩散至全身感染，一旦出现，应积极抗感染、对症处理。

第七章　常用救护技术

生命健康是人类社会文明进步的基础和前提，但是各种意外伤害和突发状况常会威胁人类的生命健康。本章旨在通过介绍月嫂在工作过程中对可能遇到的突发状况，如婴幼儿被宠物咬伤、触电、脱臼、骨折、溺水等的处理，使月嫂掌握常用救护技术，以更好地保护产妇和婴幼儿，减少意外带给家庭的痛苦和伤害，促进产妇和婴幼儿健康。

第一节　婴幼儿被宠物咬伤后的处理

一　目的

及时处理被咬伤的伤口，预防狂犬病的发作。

二　用物准备

20%肥皂水、碘伏、生理盐水、3%过氧化氢溶液、橡胶手套、消毒棉签等。

三　操作流程

1.安抚婴幼儿情绪，使其保持情绪稳定。救护者做好自我防护，戴双层橡胶手套进行伤口处置。

2.及早处理伤口

（1）立即用流动清水或20%肥皂水冲洗伤口，时间至少15分钟。

（2）若伤口较浅，可常规消毒处理；深大的伤口需要立即清创：用大量生理盐水、3%过氧化氢溶液反复冲洗伤口，然后用碘伏消毒伤口。伤口不包扎，不缝合。

3.立即到就近的医疗卫生机构注射狂犬病疫苗和破伤风抗毒素。

四　注意事项

1.被宠物咬伤后，要尽早、彻底冲洗伤口，不要包扎、缝合伤口，以利于引流。

2.狂犬病毒具有很强的传染性，可通过各种伤口进入人体引起传染，救护者需戴双层橡胶手套处置伤口。

3.伤后尽早注射狂犬病疫苗和破伤风抗毒素。在咬伤当天、3、7、14、28天各注射 1 个剂量的狂犬病疫苗，并注意观察疫苗应用后的不良反应。

第二节　婴幼儿触电的处理

一　目的

尽快让触电的患儿脱离危险区，分秒必争实施现场抢救，妥善处理创面，减少各种并发症的发生。

二　用物准备

1.干燥木棍、竹竿、干燥绝缘的木柄刀、斧子、胶鞋等绝缘物品。

2.包扎用物：绷带、三角巾或就地取材用干净的毛巾、丝巾、衣服等替代。

3.一次性呼吸膜或者纱布，如附近有自动体外除颤器（AED），尽快取得。

三　操作流程

1.迅速切断电源。

（1）立即关闭电源开关或总闸断电。

（2）用干燥木棍、竹竿等不导电物体将接触小儿的电线挑开或用绝缘工

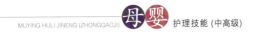
具切断带电导线。

救护者可穿胶鞋，站在干燥的木板或者厚塑料板上，用干燥的绳子、围巾或者干衣服等拧成条状套在触电者身上拉开触电者。

2.紧急拨打 120 电话呼救。

3.对轻型触电者，应就地休息，密切观察 1~2 小时；若触电者出现意识丧失，呼吸、心跳停止，面色苍白或青紫，立即进行心肺复苏，直到专业医务人员到达现场。有条件尽早使用 AED 进行电除颤。

4.烧伤局部进行创面的简易包扎，再送医院抢救。

5.注意观察小儿有无因触电跌倒后造成的颅脑、骨骼及内脏损伤，如有，应在现场迅速评估并做好相应的急救措施。

四 注意事项

1.现场救护必须注意自身安全，在触电者脱离电源前，救护者绝不能用手直接牵拉触电者。

2.雨天抢救触电者时，要注意绝缘器材可能因潮湿失去绝缘性能。

第三节　婴幼儿脱臼的处理

脱臼，又称为关节脱位，是指构成关节的骨之间部分或完全失去正常的对合关系，多由于外力撞击或肌肉猛烈牵拉引起。脱臼常发生在肩关节、肘关节、下颌关节等部位，比较常见的婴幼儿脱臼部位为桡骨小头处。

一 目的

正确处理婴幼儿脱臼，避免二次损伤。

二 操作流程

（一）评估

患处出现疼痛、肿胀，受伤关节不能抬举，患儿持续性反复哭闹，则判断患儿出现关节脱臼。

（二）现场急救

1.伤肢制动：及时安抚患儿情绪，限制患儿行动，避免牵拉伤肢。

2.冷敷伤处：用毛巾浸冷水冷敷肿胀处，每次时间不超过 20 分钟。

3.固定伤处：肿胀处用厚布垫包裹，用绷带或三角巾包扎固定，每隔 10 分钟检查一次伤肢末端血液循环情况。

4.安全转运：尽快将患儿安全地转运到医院复位。注意不要在家中自行尝试复位。

三　注意事项

1.发生脱臼后，应避免牵拉、热敷、涂抹红花油等。

2.转运途中要注意动作轻稳，防止震动和碰到伤肢，以减少患儿的疼痛。

3.照顾者要避免用力牵拉婴幼儿上肢，以防发生肘关节脱臼。平时牵拉小儿手部时，应同时牵拉衣袖；婴幼儿洗手时避免用力甩胳膊。

第四节　婴幼儿骨折的处理

一　目的

限制伤肢活动，减轻疼痛，避免损伤周围组织、血管和神经，减少出血和肿胀，防止骨折断端移位进一步加重损伤，便于患儿尽早转运至医院。

二　操作重点强调

1.夹板与皮肤、关节、骨突出部位之间加衬垫。

2.夹板长度要超过骨折处上、下关节。

3.先固定骨折的近心端，再固定骨折的远心端，打结避开骨折处。

4.暴露肢体末端以便观察末梢血液循环。

三　用物准备

夹板、绷带、三角巾、敷料、衬垫等。现场抢救可用木板、书本、报纸等替代夹板，另备纱布、毛巾、衣物等替代绷带和三角巾。

四 操作流程

（一）评估是否骨折

患儿骨折的表现为受伤部位剧烈疼痛、肿胀伴瘀斑、伤肢出现畸形（短缩、成角、旋转等），原有运动功能受影响或完全丧失。

（二）现场急救

1.前臂骨折（桡、尺骨骨折）夹板固定

（1）将患儿伤肢屈肘放在胸前（见图7-1），夹板和伤肢间加衬垫，将两块夹板分别放于前臂的内侧和外侧（图7-2）。如果只有一块夹板，那么放在前臂外侧。

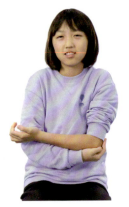 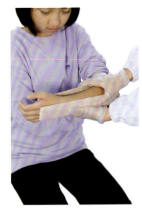

图7-1　伤肢呈屈肘位放胸前　　图7-2　伤肢内侧和外侧放置夹板

（2）取两条三角巾，折成宽带，分别固定骨折上端和骨折下端（见图7-3），不要碰到伤处。

（3）固定后，将伤肢进行大悬臂带悬吊（见图7-4），在健侧颈部侧下方打结，三角巾顶角打结收起。

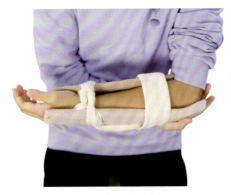 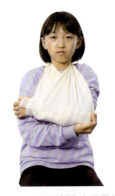

图7-3　宽带固定骨折上、下端　　图7-4　三角巾大悬臂带悬吊

（4）指端露出，检查伤肢末端血液循环、运动及感觉（见图7-5）。

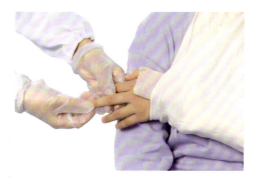

图7-5　检查伤肢末端血液循环、运动及感觉

2.上臂骨折（肱骨干骨折）夹板固定

（1）让患儿坐下，检查伤情（见图7-6）。

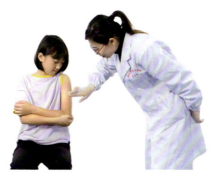

图7-6　检查伤情

（2）将一块夹板放在伤肢外侧，夹板上超肩关节，下超肘关节（见图7-7）。

（3）夹板和伤肢之间加衬垫或敷料（见图7-8），特别是关节处。

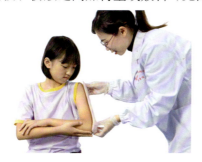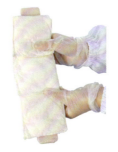

图7-7　伤肢外侧放置夹板　　　　图7-8　夹板和伤肢间加衬垫

（4）两条三角巾分别叠成二指宽宽带，分别在骨折上端和下端进行固定（见图7-9），切记不要碰到伤处。

（5）用一条三角巾进行小悬臂带悬吊（见图7-10），注意打结在健侧颈部侧下方。

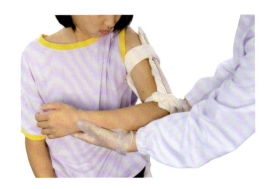
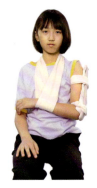

图7-9　宽带固定骨折上、下端　　　　　图7-10　小悬臂带悬吊

（6）检查指端血液循环、运动及感觉。

3.大腿骨折（股骨干骨折）健肢固定

（1）检查伤情（见图7-11），安置患儿躺下。

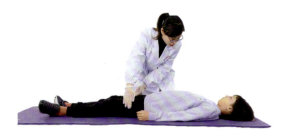

图7-11　检查伤情

（2）施救者位于患儿脚部，脱掉伤肢鞋袜，检查脚趾运动和感觉（见图7-12）。

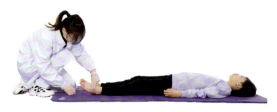

图7-12　检查脚趾运动和感觉

（3）将三条三角巾分别叠成三指宽的带子，从膝关节下穿过，一根放在骨折上端，一根放在骨折下端，另一根放在膝关节下。从踝关节下穿过另外一条宽带，放在踝关节处。膝关节、踝关节之间放棉垫，也可用衣服、毛巾等替代（见图7-13）。

（4）移动健肢向患肢并拢，用四条宽带固定。固定顺序为骨折上端、骨折下端、膝关节下方，在健肢外侧打结。在系带的过程中询问其是否系得过紧。固定踝关节，同时用8字法将双脚固定在功能位。脚掌与地面成90°，结不要打在皮肤上（见图 7-14）。

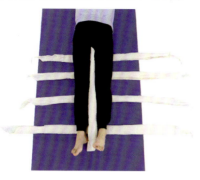
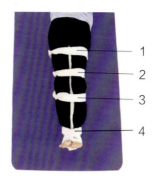

图 7-13 膝关节和踝关节下穿过并
放好宽带，两腿及两足之间加衬垫

图 7-14 依次固定骨折上端、下端、
膝关节下方、脚踝

（5）足趾露出，检查伤肢足趾末梢血液循环、运动和感觉（见图 7-15）。

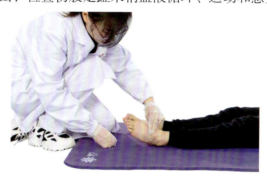

图 7-15 检查足趾血液循环、运动和感觉

4.小腿骨折（胫、腓骨骨折）健肢固定

（1）检查伤情（见图 7-16），安置患儿躺下。

（2）施救者位于患儿脚部，脱掉伤肢鞋袜，检查脚趾运动和感觉（见图
7-17）。

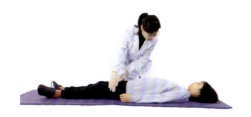
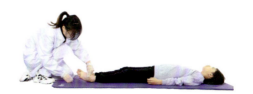

图 7-16 检查伤情

图 7-17 检查脚趾运动和感觉

（3）将四条三角巾分别叠成三指宽的带子，两根宽带从健侧膝关节下穿
过，一根放在骨折上端，另一根放在膝关节上方，从健侧膝关节下穿过另两

条宽带，一根放在骨折下端，另一根放在踝关节处。膝关节、踝关节之间加棉垫（见图7-18），也可用毛巾、衣服等替代。

（4）移动健肢向患肢并拢。系宽带的顺序为骨折上端、骨折下端、膝关节上方，在健肢外侧打结。在系带的过程中询问其是否系得过紧。固定踝关节的同时用8字法将双脚固定在功能位，脚掌与地面成90°，结不要打在皮肤上（见图7-19）。

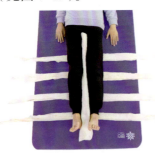

图7-18　膝关节下穿过并放好宽带，膝、踝关节间加棉垫

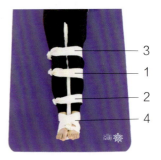

图7-19　依次固定骨折上端、下端、膝关节上方、脚踝

（5）足趾露出，检查伤肢足趾末梢血液循环、运动和感觉（见图7-20）。

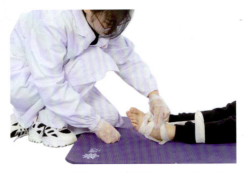

图7-20　检查足趾末梢血液循环、运动和感觉

五　注意事项

1.患儿骨折时，现场进行初步固定后，尽快送医院治疗，在现场不要盲目进行复位。

2.固定时，在可能的条件下，上肢为屈肘位，下肢呈伸直位。

3.根据现场条件和骨折部位选择不同的固定方式及固定器材。

4.固定要牢固，不能过紧或过松。

第五节　婴幼儿溺水的处理

 目的

对溺水者采取紧急抢救措施，尽快恢复有效通气，维持呼吸和循环功能，减缓并发症的发生。

二　操作重点强调

1. 迅速将溺水者救离水面。
2. 保持溺水者呼吸道通畅。
3. 救护者注意自身安全。

三　用物准备

1. 救生圈、衣服等现场能获取的工具；干毛巾、毛毯或棉被等。
2. 若溺水患儿无意识、无呼吸，还需准备一次性呼吸膜或纱布，同时尽快取来附近的自动体外除颤器（AED）。

四　操作流程

（一）婴幼儿溺水的识别

当婴幼儿在水中突然安静下来，出现以下表现要高度警惕溺水的发生：头被浸没于水下，嘴巴露出水面；头向后倾斜，嘴巴张开；双眼无神，无法聚焦；看似直立于水中，腿无法运动；呼吸急促或痉挛；试图游向某个方向，却无任何前进；做出类似攀爬梯子的动作。

（二）现场急救

1. 迅速将婴幼儿从水中救出。1～4 岁的婴幼儿溺水的高危地点是：脸盆、浴盆、浴缸、水缸或婴幼儿游泳馆等。婴幼儿溺水时，救护者应立即将其救出水面。

2. 保持呼吸道通畅。将婴幼儿救出水面后，首先清理口鼻腔异物、呕吐物等，取侧卧位以保持呼吸道通畅。无须控水，没有任何证据显示水会作为

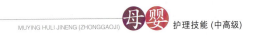

异物阻塞气道。如果溺水的婴幼儿有呼吸、脉搏，意识不清，保持呼吸道通畅，密切观察呼吸和心跳的变化。

3.对无呼吸、无脉搏者，立即给予2～5次人工呼吸，然后开始实施心肺复苏，随时检查复苏效果。

4.用干毛巾、毛毯擦干婴幼儿全身，注意保暖。

5.及时拨打120急救电话，尽快送医院救护。

五　注意事项

1.溺水后进行的一系列控水措施，比如由大人倒背着溺水的婴幼儿奔跑、让其趴在大人的膝盖上拍背等，都是错误的急救方法。

2.因溺水导致的心脏骤停，在救护时，要先确保呼吸道通畅，给予2～5次人工呼吸后，从胸外心脏按压开始进行心肺复苏。

3.照护者提高安全意识，预防婴幼儿溺水的发生。

第八章　教育与实施

2001 年，联合国原秘书长安南提出，每个儿童都应该有一个尽可能好的人生开端，每个儿童都应该接受良好的基础教育，每个儿童都应有机会充分发掘自身潜能，成长为一名有益于社会的人。同期，联合国儿童基金会原执行主任卡罗尔·贝拉米指出，在孩子出生后的前 36 个月，大脑的信息传递通道迅速发育，支配孩子一生的思维和行为方式正处于形成阶段，当孩子学习说话、感知、行走和思考时，他们区分好坏、判断公平与否的价值观也正在形成。毫无疑问，0～3 岁是孩子一生中最容易受外界影响的阶段，也是最需要社会关怀的时期。

第一节　3 岁内婴幼儿发育里程碑与教育实施

每位父母都希望自己的宝宝有一个最佳的人生开端，那应该如何做呢？首先是顺利度过怀孕期，宝宝出生后进行母乳喂养，让宝宝吃好睡好，使孩子有一个健康强壮的身体。其次，父母还要懂得婴幼儿智力和心理发展的规律。从宝宝出生开始，父母要学会理解新生儿，满足宝宝的需求，建立良好的亲子依恋关系，为孩子创造一个充满爱心，有丰富的感知觉刺激和安全的、能自由探索的环境。

一　婴幼儿发育里程碑

婴儿的第一次微笑、第一次迈步、第一次招手、第一次叫"妈妈"，都会让父母兴奋不已，这些动作或行为都预示着大脑发育的进程。发育生理学家和儿童保健专家常常采用这些标志性的动作来评估婴幼儿的发育，我们把这些具有标志性的动作或行为称为发育里程碑。发育里程碑是大多数婴幼儿在出生后的某个月里能完成的动作或行为的集合。

婴儿出生后，就踏上了了解和探索他们周围世界的旅程。控制着人的运动、感觉、语言、学习、记忆和思维等多方面功能的大脑开始了多种复杂的功能发育，宝宝什么时候会抬头，什么时候会坐，什么时候会爬，什么时候会走，什么时候会叫爸爸妈妈，什么时候能听懂或理解简单的语言，什么时候会开始认生和表达情绪，这些动作和行为的发展代表了婴幼儿大脑多个中枢的发育和信息处理能力的提高。

二　实施早期教育的意义和任务

《中国儿童发展纲要（2011—2020年）》中关于儿童与教育提出，促进0~3岁儿童早期综合发展，积极开展0~3岁儿童科学育儿指导，为0~3岁儿童及家庭提供早期保育和教育指导。根据生理学家和心理学家的研究，人的大脑在出生以后第5~10个月发育最快，到24个月时就基本完成了它的生长过程，故人类生命的头3年是人生发展的基础时期，也是一个非常重要的教育时期。

早期教育是一项有组织、有目的的教育活动，按照婴幼儿运动、智能和情绪发育的规律，让父母带着满满的爱，引导婴幼儿在丰富的语言环境和能自由活动的空间，用科学的方法促进婴幼儿全面发展，使他们的潜能得到最大限度的发挥。

早期教育的主要任务是把握婴幼儿教育的敏感期，培养孩子个性品德、良好行为和适应生活、适应社会的能力，使孩子将来能独立自主地生活，并成为一个对社会有用的人。俗话说："三岁看大，七岁看老"，婴幼儿早期教育好不好，对于他们将来能否成为现代化建设的优秀人才，关系极大。

三　早期教育实施原则

早期教育的作用是巨大的，但其收效可能是缓慢的，做父母的一定要认识到这一点，不能急于求成，千万不能今天对孩子进行教育，明天就希望能看到奇迹。因此，在具体实施过程中，要坚持正确的指导思想和科学的方法。

（一）适时性与及时性原则

根据小儿大脑发育每个阶段的特点，在孩子具备某种能力之前的适当时期内（比儿童智力发展规律的年龄略为提前），及时给他们提供恰如其分的感官刺激，促进大脑的发育，以加速婴幼儿的先天潜能变为现实的能力，也就是早期给感官以合理的刺激使它们增加反应的敏感性，启发婴幼儿的潜在智力，包括发展小儿感知觉能力、动作及语言能力，培养小儿记忆、注意、思维想象力及良好的情绪和意志等。

（二）兴趣性与生活化原则

兴趣是最好的老师。对孩子而言，学和玩是一体的，玩就是学，学就是玩，只要是能引起他们好奇、产生兴趣的事物，孩子就会全神贯注地乐在其中，父母应该懂得利用孩子喜欢并投入地玩这一特点，让孩子"用心玩""用心学"，这样不管是在家里还是在外面，不管玩的过程是简单还是复杂，容易或困难，孩子都会有意或无意地记忆下来，并在重复的过程中逐渐领悟并在生活中运用。幼儿期的孩子几乎对一切色彩鲜艳的玩具、卡片、乐器、水果、大自然中的花鸟虫鱼都充满探索欲。父母可以利用生活中的现成事物，以做游戏和讲故事的方式来教育孩子。如孩子喜欢小动物，可以教给孩子这是什么动物，当带孩子出去玩碰到教过他的小动物时就问他这是什么动物，让孩子回答，这样会让孩子感到新奇和愉快，乐于配合父母学习。

（三）关爱与尊重的原则

由于遗传素质、生活环境、接受教育及个人努力程度不同，不同的孩子在身心发展的可能性和发展水平上存在着差异，其兴趣、能力、性格也都不同，即使是双胞胎其智力水平也不完全相同。因此，要根据每个孩子的生长发育情况、个性特征和知识本身的顺序性，由易到难，由浅到深，实施不同的教育。家长不能把自己的兴趣爱好强加在孩子身上，要以孩子感到愉快为度，尊重孩子，不能超过他们的实际水平和能力，不能操之过急，否则会妨碍儿童智力的发展。对智力落后的孩子，更要善于发掘他们各自的特长，激发孩子的兴趣及增强他们的信心，以促进其智力的发展。

附：3岁内婴幼儿发育里程碑与教育实施

从大运动、精细动作、语言能力、认知能力和社会–情感发展五大方面进行描述，见表8-1。

表8-1 3岁内婴幼儿发育里程碑与教育实施

月龄	大运动	精细运动	语言能力	认知能力	社会-情感能力	教育实施（教养内容与要求）
新生儿期	1.拥抱反射；2.屈曲体位	握持反射	1.觅食和吸吮反射，对声音有反应；2.会笑；会发出不同的哭声	1.视觉刺激时会转头；2.比较喜欢人脸、有色彩的物品或高音调的声音	听到其他婴儿哭声时会哭（共鸣）	1.按需哺乳，培养婴儿不含奶头睡觉的习惯； 2.喂奶时，用手指触动婴儿手心，让他紧握； 3.新生儿抚触，给予触觉刺激； 4.用温和的语调呼唤新生儿名字，给婴儿以适当刺激； 5.用色彩鲜艳或会发声的玩具，在婴儿视线范围内摇头； 6.20天后将婴儿竖抱片刻，让婴儿看房间和周围的景物，发展婴儿的视觉，听觉。照看婴幼儿时，要和婴幼儿对视、逗婴儿微笑
2个月	俯卧时能抬头45°	抓握带声响的玩具	会发出咯咯的笑声	能追踪水平移动的物品	白天清醒的时间延长	1.可开始培养按一定时间喂奶的习惯，吃奶时间不超过20分钟；查找婴儿哭的原因，不要一哭就抱，以免养成不良习惯； 2.开始做被动操至6个月； 3.经常和婴儿说话，给他唱歌或听音乐，引逗发音与微笑； 4.把色彩鲜艳的玩具放在婴儿胸部上方40~60cm处，进行追视活动训练； 5.成人经常用面部表情、玩具和语言引逗婴儿抓握，使婴儿表现出快乐的情绪

续表

月龄	大运动	精细运动	语言能力	认知能力	社会－情感能力	教育实施（教养内容与要求）
3～4个月	1.出现非对称紧张性颈反射; 2.俯卧时能抬起胸部	1.双手能相碰; 2.能伸手去抓看见的玩具	会有含混的咕咕声，会逗笑	1.会看自己的手，会环顾四周，凝视感兴趣的物品; 2.追视并能预测物品的出现	1.抱起或与之讲话时能安静下来; 2.吸吮和看四周时会安静; 3.有眼神交流; 4.面部表情能表达高兴、生气、伤心和惊讶; 5.入睡时会自我安抚	1.经常用玩具或各种动作逗引婴儿，练习摸、抓玩具; 2.3～4个月时可以竖抱，俯卧时让婴儿练习用肘支撑上身抬头90°，帮助婴儿仰卧位翻身的动作和用手握物，4个月末让婴儿能从仰卧位翻身到俯卧位; 3.通过语言和玩具逗引培养婴儿对声音的反应，经常用轻声反复说周围东西的名称，动作的名称，称呼家里人等，引起婴儿发音回答。模仿婴儿的"ababababu"等与孩子交流，用音乐、舞蹈、玩具等引逗婴儿，让婴儿看镜子等; 4.增加户外活动时间
5～6个月	1.原始反射消失; 2.能拉坐、扶坐	1.能摇玩具; 2.能用双手或单手握住方形物品; 3.能用手掌和大小拇指抓握小物品	1.会转向说话的人; 2.会有语义不明的应答	1.能追踪垂直移动的物品; 2.能敲击玩具发出声音	1.出现规律作息; 2.与人互动时会有面部表情变化和眼神接触; 3.开始出现"认生"; 4.看到其他孩子会有兴趣	1.练习翻身，让婴儿在床单上滚来滚去，从俯卧位翻至仰卧位，用前臂引逗翻身取物，引逗爬行，最后能自由翻身; 2.用前臂支撑向前移动，有向前爬行的试图; 3.循序渐进对婴儿进行拉坐、扶坐、独坐、俯卧爬行等练习; 4.练习主被动动操，取物、敲击，进行藏猫猫游戏; 5.引逗婴儿对声音发生兴趣; 6.开展指认游戏，练习认爸爸妈妈、亲戚、接触熟悉的邻居，经常带婴儿到户外玩，多接触熟悉的邻居、亲戚; 7.培养婴儿良好的饮食习惯、卫生习惯

月龄	大运动	精细运动	语言能力	认知能力	社会－情感能力	教育实施（教养内容与要求）
7～9个月	1. 出现姿势反射； 2. 能独坐、翻滚	1. 能用手指抓握物品； 2. 手抓食物放入嘴中，但多数失败	1. 听到熟悉的名称或物品时会转向该目标； 2. 与照顾者应答； 3. 能听懂"不"	1. 能持久注视物品； 2. 能寻找父母在哪儿； 3. 能寻找当面隐藏的玩具	与父母或主要照顾者形成亲密关系	1. 会独坐，开始培养正确的吃饭姿势； 2. 用手掌抵住婴儿脚部开始练习抵足爬行，从扶走运动一扶站一攀物站起、坐椅站起一独站片刻； 3. 练习敲击物体，对捏小东西，进行撕纸等； 4. 经常和婴儿观察并注意一些物体，让婴儿多和外面的小朋友玩耍，在一日生活中进行游戏逗玩时注意培养婴儿勇敢、自信； 5. 亲子活动中，有意识地练习蹲下、站起、坐下、俯卧等动作，与人交往时练习表示欢迎、再见等手部动作
10～12个月	1. 能从卧位坐起； 2. 能学会爬行、扶走； 3. 能抓住滚动的球	1. 手抓食物放入嘴中成功率提高，会能握住杯子喝水； 2. 能用手抓住物品放入盆中	1. 听懂自己的名字，听懂常用的短语； 2. 能用牙牙学语的方式或姿势表示要求（伸手够、指或站起）、拒绝（推开、躲避）和交流（移动手脚去寻找物品、模仿拍手、再见）	1. 能寻找隐藏的物品或玩具； 2. 能玩触发式的玩具（按一个键后放音乐或触摸发出动物等）	1. 玩躲猫猫、拍手游戏； 2. 会递玩具给其他婴幼儿表示友好	1. 练习捧杯喝水，穿衣入袖、穿裤抬腿； 2. 训练单独站立一学习向前走一独立走； 3. 教婴幼儿学说话。通过看实物、指实物，带婴幼儿到大自然认识各种花、草、树、飞鸟、家禽，到动物园看各种动物，经常训练婴幼儿叫"爸爸、妈妈、阿姨、小弟弟、小妹妹"等，鼓励婴幼儿理解和模仿语言的能力； 4. 引导婴幼儿认识五官； 5. 和婴幼儿藏猫猫，让婴幼儿说出和指出玩具藏在"这"（这里）或"那"（那里），给婴幼儿提供积木、塑料块，示范堆、垒高等

续表

月龄	大运动	精细运动	语言能力	认知能力	社会－情感能力	教育实施（教养内容与要求）
12～18个月	1.能独立站起、独立行走；2.能扶着上下楼梯	1.能搭2～3块积木，握笔成拳状乱画；2.会取食物吃	1.听懂和遵从一步指令；2.指认身体部位；3.用名称标记物品，用语言结合姿势表达需求（如传递物品）；4.开心时会拍手、抱玩具物，会摇头表示拒绝	1.使用工具模仿人（扫地、使用锤子等）；2.完成复杂的动作，如梳头、刷牙、玩复杂的玩具	1.与小朋友互相模仿；2.会寻找其他小朋友的信息；3.会发脾气	1.从独立蹲起、站稳、行走、会玩简单玩具到行走自如，会爬台阶，放手不放眼让孩子活动；2.利用玩具练习走，套圈、套盒、积木垒高等游戏，练习手的动作；3.收集相同品种的图片若干张，一张张教给孩子认识，训练孩子能说5种以上的小动物；教孩子说简单的词，如再见、不要等；3.培养孩子喜欢与大人、小朋友一起玩耍，听讲故事，学着洗手擦手，培养吃、喝、玩、睡良好的生活卫生习惯；4.与小朋友一起玩要时，喜欢争抢玩具，允许孩子有保护自己玩具的权利，也要抓住机会慢慢引导把玩具分享给小朋友，但不要强迫，从小培养孩子团结友爱，有竞争的意识
18～24个月	1.能跑、跳、踢；2.能抛球；3.能独立上下楼梯	1.会画竖线；2.搭6块积木；3.使用勺子取食；4.穿衣时会配合	1.能讲超过50个词语，会两个词的组合；2.会点头表达赞同；会飞吻和击掌庆祝；3.愿意同陌生人讲话，但语言偏少	1.用符号代表物品或动物；2.假装做家务，如扫地、倒水、推车等，在没有指导下做决定或玩玩具	1.会理解小伙伴的反应或面部表情；2.会安慰其他小伙伴；3.与同伴做游戏	1.培养一手扶碗，一手拿勺的吃饭技能，饭后自己用餐巾擦嘴；2.培养孩子按时入睡，积极洗澡的习惯；3.按指定方向走，能扶栏杆上下滑梯、台阶，能低头弯腰钻过共形门，开始学跑、学跳，练习拍球、学做简单的模仿操；4.会穿木球、捡豆豆；5.教孩子认识周围的人、物品、水果、蔬菜、交通工具、家禽等；6.利用孩子玩配对游戏，认识红颜色、认识大的、小的物品；7.教孩子唱儿歌、念童谣、讲故事等，开展美育活动，做音乐游戏、美工活动等

续表

月龄	大运动	精细运动	语言能力	认知能力	社会—情感能力	教育实施（教养内容与要求）
24~30个月	1.会跑，会双脚离地跳；2.单独上下楼梯；3.下蹲自如	1.会自己洗脸；2.熟练用勺子；3.会串珠，会一页一页翻书	1.能说明一件简单的事情；2.会唱简单儿歌	1.有意注意时间延长，记忆力增强；2.能学着把玩具收拾好；3.认识红、绿颜色，喜欢听故事，看动画片，看电视	1.会主动要求坐便盆，会模仿成人教的简单动作；2.能和小伙伴一起玩，爱听故事，能提问题；3.开始同情别人，帮助别人	1.培养双手捧杯喝水的习惯，饭后自己用餐巾擦嘴，逐渐学会洗手、擦手和洗脸等的良好习惯；2.通过亲子游戏，讲故事、唱儿歌等学习正确发音，启发孩子提出和回答问题，发展孩子语言功能，扩大孩子眼界，使他们多听、多看、多说、多问、多想，认识周围新的人、物品、水果、蔬菜、交通工具、家禽等，开展认识红、黄、绿游戏，开展认识三角形、正方形的游戏，认识白天与晚上；3.培养孩子独立生活的自理能力：自己穿衣服，独立洗手，洗脚，自己拿勺子或用筷子吃饭，养成不偏食、不贪食的良好饮食习惯；4.训练孩子与朋友玩角色游戏和装扮游戏，培养孩子学习礼仪，会说"你好、再见、谢谢"等；5.培养孩子认识数字，知道上和下等，开展音乐启迪和美育活动
30~36个月	1.会用脚尖走路，独脚站立片刻；2.会走平衡木；3.会双脚向前跳	1.会掷大皮球1米左右；2.能握笔画横竖线	1.会讲故事的简单情节；2.能手口一致对着物品数1~5个	1.懂得饭前洗手；2.认识方形、圆形、三角形；3.能区别颜色	1.会自己主动坐便盆；2.会解上衣扣子、脱鞋、脱袜、脱裤子	1.培养孩子吃各种食物的积极性；2.进一步通过游戏及体育活动，促进走、跑、跳跃、攀登、走平衡木、钻、爬、投掷等基本动作的发展，通过每日简单的幼儿操等使动作日益协调、灵敏；3.利用玩、教具发展精细动作，如画画、折纸、捏纸；4.教孩子说普通话，重复讲一个故事，在成人帮助下复述故事内容，教会儿歌4~5首；5.认识家庭成员，认识节日，认识时间、空间，能分上下、前后，里外等，认识红、绿、黄、蓝、白、黑色及长方形，区别长短，知道白天与晚上，初步认识养，夏、秋、冬四季；6.培养孩子主动做家务活，独立上厕所；7.培养自尊心、同情心、互相帮助等，开展音乐启迪与美工活动

第二节 早教游戏

19 世纪初，意大利教育家玛利亚·蒙台梭利（Maria Montessori）认为，在孩子出生的头几年，无论从体力还是从智力发展来看，都会出现感官敏感期、秩序敏感期、语言敏感期等，早期教育者要善于观察，及时发现婴幼儿的敏感期特征，并为其提供相应的将学习与生活结合起来的游戏环境和教育，使婴幼儿能够在游戏中获得学习与成长，让学习与发展变得更容易并且充满活力和快乐。本节将根据婴幼儿的生长发育规律，为父母及孩子的照顾者提供适宜的游戏。

 绒球游戏

（一）目的

吸引宝宝注意力，刺激他的感官，促进宝宝触觉、视觉发育，练习视觉追踪能力。

（二）操作重点强调

1.触碰宝宝的身体、脸等部位时动作要轻柔。

2.绒球的移动速度不要太快，移动速度决定于宝宝视线追踪物体的能力；距离不要太远，如果宝宝突然看不见玩具，他会觉得玩具不存在，从而失去对游戏的兴趣。

（三）用物准备

柔软的垫毯、色彩鲜艳的小绒球或毛绒玩具。

（四）操作流程

1.将宝宝放在软垫上。

2.小绒球放在距离宝宝面前 30～38cm 的位置，轻声呼唤宝宝。然后操作者拿起小绒球轻轻触碰宝宝的身体或摩擦他的小脸和手臂，让宝宝把注意力集中在小绒球上。

8-1 绒球游戏

3.先左右方向慢慢移动小绒球，接着再向其他方向慢慢移动小绒球，根据宝宝视线追踪物体的能力、限度来决定移动绣球的速度和范围。

4.宝宝玩累了，注意力不在小绒球上了，就不再玩了。随着时间的推移，尝试将玩具升高或下降，让宝宝观察玩具的远近变化。

（五）操作注意事项

1.适用于 1 月龄以上的宝宝。

2.游戏时间选在宝宝精力旺盛的时候。当宝宝烦躁、注意力不在小绒球上时就结束游戏。

3.游戏次数不限。

4.小绒球质量要符合国家玩具安全标准。

5.玩具要清洁干净，在宝宝游戏时，不可以让宝宝和小物体单独在一起。

▌思考题▐

小绒球的颜色为什么一定要鲜艳？小绒球换成颜色鲜艳的塑料小玩具可以吗？

参考答案：

颜色鲜艳的小绒球容易引起宝宝的注意。眼视力发育有一个过程，刚出生的宝宝只能看20cm距离的物体，并且是黑白的，随着慢慢长大，偏好红、黄、绿等鲜艳靓丽的颜色，所以要用色彩鲜艳的小绒球做游戏。塑料玩具的材质相对偏硬，不适合触碰宝宝肌肤，但可以用于视觉追踪。

二 躲猫猫游戏

（一）目的

增进宝宝对物体恒存性的认知，促进宝宝社交发育。

（二）操作重点强调

做游戏时要体现爱心。

（三）用物准备

柔软的垫毯、单色小毛巾。

8-2 躲猫猫游戏

（四）操作流程

1.将宝宝放在软垫上。

2.妈妈用小毛巾挡住脸，问宝宝："妈妈在哪里？妈妈哪儿去了？"

3.妈妈重新露出脸。

4.也可以用小毛巾盖住宝宝的脸，然后突然拿掉，并笑着对宝宝说："喵"。宝宝会高兴得手舞足蹈、尖叫不停。

5.重复进行此操作。

（五）操作注意事项

1.适用于3月龄以上的宝宝。

2.游戏时间放在宝宝精力旺盛的时候。

3.宝宝在软垫上的姿势随宝宝实际情况而定，一般取仰卧位。

4.游戏次数不限。

5.使用清洗干净的单色小毛巾，如果是有花色的小毛巾，宝宝容易被图案吸引。

思考题

为什么简单的躲猫猫游戏，宝宝会高兴得手舞足蹈？

参考答案：

在新生儿的思维中，某个物体一旦从视线中消失，那就代表着它彻底不存在了。看着妈妈一次次在毛巾后面出现、消失，宝宝会渐渐地知道即使妈妈暂时不见了，妈妈依然存在，慢慢地他就会理解什么是物体的恒存性——即使物体暂时离开视线也仍然存在。

三　翻身游戏

（一）目的

锻炼平衡能力、双侧协调能力、身体感知能力，促进宝宝的翻身能力发展。

（二）操作重点强调

慢慢推动毯子让宝宝向正确方向翻滚，练习时注意保护胳膊。

（三）用物准备

床、毯子（大浴巾或床单均可）。

（四）操作流程

1.将宝宝放在铺有毯子的床上，让宝宝仰卧或俯卧在大浴巾一侧。

2.操作者抓住毯子的一个角，将宝宝内侧手臂向上伸出，外侧浴巾轻轻抬起，形成翻滚姿势，左右交替，让婴儿在大浴巾里滚来滚去。

8-3　翻身游戏

（五）操作注意事项

1.适用于3月龄以上的宝宝。

2.通过被动操的左翻翻、右翻翻的被动练习与搭脚辅助翻身练习之后再进行毯子翻身游戏。练习初期，当宝宝变成俯卧位时，需要帮助宝宝将胳膊从身体下面抽出来，避免胳膊受压迫。

思考题

1. 简述大动作发展过程？
2. 简述如何选择游戏种类？

参考答案：

1. 大运动发育过程可归纳为"二抬四翻六会坐、七滚八爬周会走"。

（1）抬头：因颈后肌发育先于颈前肌，新生儿俯卧位时能抬头1～2秒，2个月竖抱时能抬头；3个月时抬头较稳；4个月时抬头很稳，并能自由转动。

（2）翻身：出现翻身动作的先决条件是不对称颈紧张反射的消失，婴幼儿大约在7个月时能有意识地从仰卧位翻身至俯卧位，然后从俯卧位翻至仰卧位。

（3）坐：婴幼儿6个月时能双手向前撑住独坐，8个月时能坐稳并能左右转身。

（4）匍匐、爬：新生儿俯卧位时已有反射性的匍匐动作；2个月时俯卧能交替踢腿；3到4个月时可用手撑起上半身数分钟；7到8个月时已能用手支撑胸腹，使上身离开床面或桌面，有时可后退或能在原地转动身体；8到9个月时可用双上肢向前爬，但上下肢的协调性不够好；12个月左右爬时可手、膝并用；18个月时可爬上台阶，学习爬的动作有助于胸部及智力的发育，并能提早接触周围环境，促进神经系统发育。

（5）站、走、跳：婴幼儿5到6个月扶立时双下肢可负重，并能上下跳动；8到9个月时可扶站片刻；11个月可独坐片刻；15个月时可独自走稳；18个月时已能跑及倒退行走；2岁时能并足跳，2岁半时能单独跳1～2次；3岁时能双足交替走下楼梯，5岁时能跳绳。

2. 游戏和训练的目的是让婴幼儿在参与游戏的过程中体验愉快和欢乐，培养兴趣，掌握技能，增长知识。婴幼儿在不同情绪状态下，会对不同类型的游戏和运动项目表现出不同的兴趣。如果在睡眠较好、情绪饱满的状态下，适宜选择比较激烈的、活动量较大的游戏，如翻滚游戏、大孩子的捉迷藏游戏等跑跳游戏，这种游戏能引起婴幼儿大脑的兴奋，促使脑干神经活跃；如果在婴幼儿感觉困倦、身体不适或情绪不佳的状态下做这种游戏，只能使婴幼儿感到害怕、紧张和厌烦，此时应该选择一些安静而平和的游戏，如说歌谣、拍手游戏等。

四 主被动操

（一）目的

促进宝宝大动作能力发展。

（二）操作重点强调

动作轻柔，有节奏感。

（三）用物准备

床。

（四）操作流程

1. 将宝宝放在床上。

2. 第一节：起坐运动

8-4 主被动操

预备姿势：宝宝仰卧，操作者双手握住宝宝手腕，拇指放在宝宝手掌里，让宝宝握拳，两臂放在宝宝体侧。

（1）让宝宝双臂伸向胸前，宝宝两手距与肩同宽。

（2）操作者拉引宝宝，让宝宝自己用力坐起来。

（3）重复两个八拍。

第二节：起立运动

预备姿势：宝宝俯卧，操作者双手穿过腋下抱住宝宝前胸。

（1）让宝宝先跪再站立。

（2）宝宝站立后，再由跪到俯卧。

（3）重复两个八拍。

第三节：提腿运动

预备姿势：宝宝俯卧，操作者双手握住宝宝两小腿。

（1）将两腿向上抬起，做推车状，随着月龄增大，可让宝宝两手支撑抬起头部。

（2）重复两个八拍。

第四节：弯腰运动

预备姿势：宝宝与操作者同方向直立，操作者左手扶住宝宝两膝，右手扶住宝宝胸腹部。

（1）在宝宝前方放一玩具，使宝宝弯腰前倾捡桌上玩具，捡起玩具后呈直立状态。

（2）操作者放回玩具，宝宝再弯腰捡玩具。

（3）重复两个八拍。

第五节：托腰运动

预备姿势：宝宝仰卧，操作者左手托住宝宝腰部，右手按住宝宝踝部。

（1）托起宝宝腰部，使宝宝腹部挺起呈桥形。

（2）托起时头不离床面，并使宝宝自己用力。

（3）重复两个八拍。

第六节：游泳运动

预备姿势：宝宝俯卧，操作者双手托住宝宝胸部两侧，使宝宝悬空。

（1）做前后摆动运动，宝宝四肢做游泳动作。注意：宝宝离开床面距离不能过高，要在可把控范围内，既要稳稳托住宝宝，又要让宝宝四肢能自由活动。

（2）重复两个八拍。

第七节：跳跃运动

预备姿势：宝宝站在操作者对面，操作者用双手扶住宝宝腋下。

（1）把宝宝托起离开地面，让宝宝足尖着地轻轻跳跃。

（2）重复两个八拍。

第八节：扶走运动

预备姿势：宝宝站立，操作者站在宝宝背后或前面，扶宝宝腋下、前臂或手腕。

（1）扶宝宝学走。

（2）重复两个八拍。

（五）操作注意事项

1.适合7～12个月的宝宝，1～2次/天，穿少许衣服即可。

2.操作时可播放轻音乐，动作轻柔，一边操作一边与宝宝进行情感交流，体现关爱。

3.操作也可在户外进行，操作过程中注意安全保护，措施得当。

▌**思考题**▐────────────────────────

1.做主被动操时，做了一半，宝宝不愿意做了，怎么办？

2.主被动操对于宝宝的成长有什么好处？举例说明。

参考答案：

1.当宝宝不愿意配合时可停止操作，不要强迫，以宝宝愉快为第一原则。

2.主被动操是益智健身操。它是根据婴儿生理特点和游戏规则、配合优美的音乐而设计的，可以促进婴儿血液循环与呼吸功能，增强新陈代谢，锻炼骨骼肌肉和身体活动的协调性、灵活性及身体的自控能力。主被动操每个动作锻炼的目的都不同，以托腰运动为例。托腰运动主要是锻炼腰部力量和腰部支撑力，在做运动时，要缓慢托起，和宝宝有眼神交流，减少宝宝的恐惧感。主被动操可以整套练习，也可以单独进行一个动作的练习，完全视宝宝具体情况而定。

五　指认卡片游戏

（一）目的

让宝宝认识新事物，帮助宝宝理解语言，促进语言、视觉和情感等认知的发展。

（二）操作重点强调

1.图片内容是婴幼儿日常生活中经常看到的人和物等。

2.最好是实物图，不提倡卡通图，使婴幼儿容易辨认，并能与实物配对。

3.图片最好没有背景，突出实物或人物的主要特征和动作表情。

4.图片分类要清楚，一盒图片最好只有一类的物品，如水果、蔬菜要分开，不要混装。

（三）用物准备

同类卡片 2～4 张，游戏垫一张。

（四）操作流程

8-5　指认卡片游戏

1.根据宝宝月龄的大小，由照顾者抱着或坐着。

2.当宝宝是抱着的时候，卡片可以贴在墙上；当宝宝与照顾者面对面坐着的时候，可将卡片放在照顾者脸的左侧，照顾者说出卡片内容。

3.换卡片速度不要太快，每次卡片数量不宜太多，一般 2～4 张，反复更换卡片并说出卡片上物体的名称。

4.让宝宝模仿大人发音，学习说出卡片物体的名称。

5.最后，将卡片摆放在宝宝面前，大人说名称，让宝宝用手指出是哪一张。

（五）操作注意事项

1.适用于 6 个月以上的宝宝，操作可以随时进行。

2.挑选宝宝最感兴趣的卡片，一张一张地教，避免混淆。

3.多次重复，强化记忆（需要重复十几遍甚至几十遍才有效果）。

4.使用简洁、正规的语言，如不要把汽车说成"嘀嘀"，把电灯说成"亮亮"等。

5.也可指认自己的五官、熟悉的亲人或生活中有关的动物、植物、水果、蔬菜、生活用品等。

思考题

如何进行认知综合训练？

参考答案：

可以通过看一看、听一听、摸一摸、闻一闻等进行综合性的感知觉训练，当宝宝已经能指认卡片了，接下去可以进行识图认物了。

六 音乐与动作游戏——定格舞

（一）目的

训练宝宝在运动中的平衡能力、身体感知能力与手眼协调能力，培养音乐感知能力，有助于宝宝大运动能力的发展。

（二）操作重点强调

1.从易到难，根据不同月龄逐渐增加难度。

2.游戏中注意安全。

（三）用物准备

音乐、枕头等。

（四）操作流程

1.请专人播放音乐。

2.抱起宝宝，随着音乐节拍夸张地摆动身体，偶尔还可以给宝宝制造点儿惊喜，让他突然"滑下去"。

3.音乐突然暂停，"舞"者抱着宝宝立刻"定格"，保持原有姿势一动不动。

8-6 定格舞

4.随之音乐再次响起，"舞"者抱着宝宝继续跳舞。就这样，跳舞的时候踩着音乐节奏分别前进、后退、旋转，跳跳停停，停停跳跳。

5.小月龄的宝宝除了由大人抱着跳定格舞外，还可让宝宝自己爬，在爬行的路上用枕头增加路的起伏程度，让宝宝跟随音乐爬爬停停，停停爬爬。

6.如果想进一步提高游戏的难度，可以把枕头绕着房间摆放一圈（注意避开家具的棱角），这样宝宝就得学着在沙发、凳子、椅子等家具之间小心穿行。

（五）操作注意事项

1.此游戏适用于10～16月龄宝宝。

2.游戏过程中要用目光与宝宝进行情感交流，让宝宝在"舞"动中感受音乐旋律。

3.在宝宝自己爬行过程中，注意避免家具棱角对宝宝的伤害。

七 想象力游戏——骑大马

（一）目的

锻炼宝宝的平衡能力、大运动能力和想象力。

（二）操作重点强调

操作过程中注意保持平稳，保证宝宝安全。

（三）用物准备

骑大马音乐（或家长自己唱儿歌）、游戏垫或干净地面。

（四）操作流程

1.家长双膝着地，双手支地，跪在地上扮演小马。

2.让宝宝骑在家长背上，抓住家长的衣服，确保宝宝已经稳稳地坐在了"马背"上。

8-7 骑大马

3.家长上半身先降低，再慢慢抬高，或在抬高的过程中小幅度地左扭扭右晃晃，重复此过程。

（五）操作注意事项

1.适用于22～28月龄的宝宝。

2.游戏过程中确保宝宝的安全，幅度不要太大，一旦宝宝身体歪斜，就得立即保护宝宝。

▌思考题▐

想象力的发展经历哪几个阶段？如何培养孩子的想象力？

参考答案：

1.萌芽阶段：宝宝在1～2岁时，随着认知的发展，想象力开始萌芽，只是这时的想象力基本上是基于宝宝对生活中见到的事物的认识，类似于一个物品代替另一个记忆中物品的迁移，比如看到了云朵想到了棉花糖。

2.发展阶段：2～3岁时，宝宝的想象力正在逐步发展，此时宝宝的想象完全没有目的，基本上依赖于成人的语言、动作以及宝宝对事物的感知和认识。

3.自由联想阶段：到了3～4岁，随着认知的进一步发展，想象力变得更加丰富，但都是无目的的无意想象，以宝宝的自由联想为主，没有一致的主题，内容单一贫乏。

4.无意到有意的阶段：到了4～5岁，孩子逐渐开始进行有意的想象，他们可以将窗帘想象成披风，蚊虫想象成怪兽等，内容仍然单一。

5.有意的创造想象：孩子5～6岁时出现的想象清晰明确，有连续的情节、主题，内容丰富多彩，想象力越来越丰富。

成人应该维护和培养孩子的想象力，多给孩子玩耍的时间，让孩子主动认识世界，发挥自己的想象力；对于孩子的有些回答，不要轻易去否定打击，要学会辨别；鼓励孩子想象，鼓励孩子改编故事等。

八 配对游戏——形状搭配

（一）目的

提高婴儿手眼协调能力，促进精细动作发展，让婴儿学会分类，能分辨大小和形状，培养宝宝解决问题的能力。

（二）操作重点强调

操作者先演示，然后让宝宝动手操作。

（三）用物准备

游戏垫、有图形的硬纸盒、几何图形积木若干。

8-8　形状搭配

（四）操作流程

1.操作者和宝宝面对面坐下。

2.操作者拿出事先准备好的剪成不同形状（三角形、圆形、方形等）的硬纸盒。

3.拿出三角形、圆形和方形的几何配对积木。

4.先示范将积木放入相应的纸盒中。

5.引导宝宝将积木放入相应的纸盒中。

6.整理用物，洗手。

（五）操作注意事项

1.适用于18个月以上的宝宝。

2.由宝宝自己操作，反复练习，直到宝宝能熟练地区分各种形状。

九 探索游戏——趣味手电筒，寻找隐藏在黑暗中的玩具

（一）目的

锻炼视觉记忆，尝试在黑暗的环境中进行游戏。

（二）操作重点强调

确保孩子在寻找玩具过程中的人身安全，如果孩子感到害怕，立即停止

游戏。

（三）用物准备

手电筒、宝宝喜欢的玩具。

（四）操作流程

1.把宝宝最喜欢的玩具，如洋娃娃，藏在宝宝熟悉的1～2个房间里。

2.告诉宝宝要找的东西。

3.关灯，给宝宝一个手电筒，告诉宝宝手电筒的使用方法。

8-9 趣味手电筒

4.提供寻找线索，如果宝宝找不到，而且看起来有点儿沮丧，大人用手电筒的光指引宝宝走到藏东西的地方。

5.让宝宝找到所藏的东西，给予鼓掌、拥抱等奖励。

（五）操作注意事项

1.适用于28～36个月的宝宝。

2.提前和宝宝说好晚上要做一个在黑暗中找玩具的游戏，知晓孩子对游戏的渴望程度。

3.因为要关灯，事先不要讲恐怖故事，不讲恐怖语言。当宝宝找不到玩具而感到沮丧时，要及时引导激发兴趣，甚至带着宝宝来到离藏玩具最近的地方，再指引宝宝寻找。

思考题

简述趣味手电筒游戏的意义。

参考答案：

通过宝宝拿着手电筒到黑乎乎的地方去寻找自己喜欢的玩具，可以让宝宝在黑暗中学习如何使用手电筒，同时锻炼宝宝的视觉记忆，也能缓解黑暗带给宝宝的恐惧。

十 手指操——小动物们的叫声

（一）目的

1.知道不同小动物的基本外形特征，能大胆模仿它们的叫声，同时双手做出不同的动作。

2.促进宝宝手眼协调能力的发展。

3.促进宝宝语言能力的发展。

4.培养宝宝的合作能力。

（二）操作重点强调

带着夸张、带着童趣，有耐心地教。

（三）用物准备

动物图片。

（四）操作流程

1.妈妈或其他家人和宝宝面对面坐着或站着。

2."宝贝儿，你最喜欢的动物是什么呀？你知道它们是长什么样子的吗？它们的叫声又是怎样的呢？今天呀，我们一起来玩一个关于小动物的手指游戏，让我们一起来看看我们喜欢的小动物都有哪些吧？来，伸出你的小手，和妈妈一起来做游戏（边唱歌谣边示范）。

8-10　动物的叫声

小猫怎么叫？"喵喵喵"

小狗怎么叫？"汪汪汪"

小鸡怎么叫？"叽叽叽"

小鸭怎么叫？"嘎嘎嘎"

小羊怎么叫？"咩咩咩"

老牛怎么叫？"哞哞哞"

老虎怎么叫？"嗷嗷嗷"

青蛙怎么叫？"呱呱呱"

（五）操作注意事项

1.一边做，一边观察宝宝的神态、动作，如果宝宝跟不上，就放慢节奏。

2.带有童趣，注意模仿贴切。

▌思考题▐

简述手指操的作用。

参考答案：

手指活动与人脑的发育有着极为重要的密切关系。在做手指游戏活动时，大脑、眼、手同时协调运动，协调发展，对视觉、听觉、触觉、语言等功能的发展有着极大的促进作用。长期坚持做手指运动能开发幼儿的大脑潜能，促进大脑与手指间的信息传递，锻炼幼儿手部肌肉群的发育。

附录　育婴员常用护理技术操作评分表

项目一　新生儿沐浴操作评分标准

姓名_____　得分_____

项目	技能操作评价要点	分值	得分
仪表	衣帽穿戴整齐，洗手，戴口罩，修剪指甲，去除戒指手镯等饰物，必要时温暖双手	5	
用物	备齐用物：纸尿裤、衣服、大毛巾、毛巾被、小方巾、棉签、爽身粉、护臀膏、沐浴露、指甲剪等；放置合理；备好沐浴用水（冬季为38～40℃，夏季为37～38℃）	5	
环境	室温适宜（26～28℃）	2	
评估与沟通	核对信息，评估新生儿综合状况，向产妇及家属解释新生儿沐浴的目的，了解新生儿的喂奶时间（喂奶前或喂奶后1小时）	5	
去除衣物	1.将新生儿抱至沐浴台的浴巾上； 2.脱去新生儿衣服，检查皮肤状况，查看尿布	5	
面部清洗	1.保留尿布，用大毛巾包裹新生儿； 2.左手托住新生儿头颈部，左前臂托住其背部，将新生儿下肢夹在左侧腋下，用拇指和中指反折新生儿双耳，先洗净双眼及额面部，按顺序用小毛巾清洗面部：眼（内眦→外眦）→鼻→嘴→额→面颊→下颌→外耳	8	
头部洗浴	清洗头部（防止水进入外耳道的方法得当），擦干头部	5	

续表

项目	技能操作评价要点	分值	得分
身体洗浴	1.去除纸尿裤方法正确； 2.再次测试沐浴水温（以手腕内侧试温，感觉较暖即可）； 3.以左手握住新生儿左肩及腋窝处使其颈部枕于手腕处，用右手握住左腿靠近腹股沟处使其臀部位于手掌上，右前臂托住双腿，轻放新生儿于水中； 4.打湿新生儿全身，按顺序洗颈部→前胸→腹部→对侧腋下、上肢→近侧腋下、上肢→对侧腹股沟、下肢→近侧腹股沟、下肢→会阴部； 5.翻转婴儿，使其趴在前臂上，由上到下洗后脖颈→后背→臀部→肛门； 6.随时观察新生儿的精神反应及身体状况	30	
沐浴后护理	1.洗毕，将新生儿抱回沐浴台上，迅速用大毛巾包裹并吸干全身的水迹； 2.脐部护理：充分暴露脐部，用无菌干棉签蘸取安尔碘消毒脐带残端及脐窝2次； 3.皮肤和臀部护理：在皮肤皱褶处涂抹婴儿爽身液或扑爽身粉，必要时臀部涂抹护臀膏； 4.兜好纸尿裤，穿上衣裤，裹好小毛毯； 5.鼻、耳护理：用干棉签吸净外鼻孔及外耳道可能残存的水渍； 6.视情况修剪指甲； 7.新生儿体位安置妥当； 8.操作后整理与健康宣教	15	
人文关怀	操作过程中能与新生儿、产妇及家属良好沟通，取得合作	10	
熟练程度	操作流畅、有条不紊；安全、规范，动作轻柔敏捷，避免疼痛（如有安全隐患，直接判为不及格）；综合应用新技术、新方法、新理念	10	
总分		100	

主考教师：_____　_____年_____月_____日

附 –01
新生儿沐浴

项目二　新生儿抚触操作评分标准

姓名＿＿＿＿＿＿　得分＿＿＿＿＿＿

项目	技能操作评价要点	分值	得分
仪表	衣帽穿戴整齐，洗手，戴口罩，修剪指甲	5	
用物	备齐用物：抚触油、干净衣物、纸尿裤、大毛巾、包被；放置合理	5	
环境	室温适宜（26～28℃），播放轻柔音乐	5	
评估与沟通	核对新生儿信息，评估新生儿综合状况（出生时间、精神状态、吃奶时间、睡眠、体温、大小便等）；评估产妇对新生儿抚触的认知程度，做好解释	5	
去除纸尿裤	1.将新生儿抱至大毛巾上，打开包被； 2.去掉纸尿裤，检查新生儿全身皮肤及脐部、臀部状况	3	
手部准备	再次洗手，取适量抚触油于掌心，轻轻摩擦以温暖双手	3	
面部抚触	1.前额：用拇指指腹沿眉骨从前额中央向两侧滑动到发际； 2.下颌：用拇指指腹从下颌中央向外、向上滑动，止于耳前（似微笑状）	5	
头部抚触	手掌从前额发际向上、向后滑动，至后发际，停于乳突，轻轻按压	5	
胸部抚触	1.双手放在两侧肋缘； 2.右手向上滑向新生儿对侧肩膀，左右交替，避开乳头，在胸部划成一个大的交叉	5	
腹部抚触	1.由右下腹向左下腹，顺时针方向抚触腹部； 2.用右手在新生儿左腹由上往下划一个英文字母"I"； 3.由右至左划一个倒的"L"； 4.由右下腹向右上腹，再水平滑向左上腹，再滑向左下腹，划一个倒写的"U"，告诉新生儿"我爱你"	5	
四肢抚触	1.双手握住新生儿一侧手臂，从上臂至手腕轻轻挤捏； 2.再轻轻搓滚手臂； 3.从掌根滑向手掌至掌指关节（推）； 4.从手腕沿着手背捋向指尖； 5.一只手托住新生儿的手，另一只手的拇指和食指轻轻捏住新生儿的手指，从小指开始依次转动、拉伸每个手指； 6.另一只手、双下肢抚触方法同前	10	
翻身	1.协助新生儿双手胸前交叉，固定新生儿颈部，协助翻身，从仰卧位转为俯卧位； 2.让新生儿的头偏向一侧，固定肩关节，协助新生儿双手上举过头	5	

续表

项目	技能操作评价要点	分值	得分
背部抚触	新生儿呈俯卧位，以脊柱为中心，两手食指、中指、无名指指腹从中央向两侧滑动，从上而下，依次划过肩部、背部、腰部、骶尾部	5	
臀部按摩	用大小鱼际环形按摩新生儿臀部	3	
脊柱按摩	从头顶沿脊柱自上而下按摩脊柱	3	
兜纸尿裤	1.纸尿裤上缘齐腰，整理好黏合部位； 2.松紧适宜，可容纳1~2个手指； 3.若脐带未脱落：纸尿裤反折，露出脐部； 4.整理纸尿裤防侧漏护围	3	
整理与宣教	1.安置新生儿，整理床单位； 2.整理用物，洗手，记录，进行健康宣教	5	
人文关怀	操作过程中能与新生儿、产妇及家属良好沟通，取得合作	10	
熟练程度	操作流畅、稳当、有条不紊；安全、规范，避免疼痛（如有安全隐患，直接判为不及格）；综合应用新技术、新方法、新理念	10	
总分		100	

主考教师：＿＿＿＿＿＿＿＿＿＿＿＿　　　＿＿＿＿年＿＿＿＿月＿＿＿＿日

附 −02
新生儿抚触

项目三　婴儿被动操操作评分标准

姓名_____　得分_____

项目	技能操作评价要点	分值	得分
仪表	衣帽穿戴整齐，洗手，戴口罩，修剪指甲	5	
环境	环境安静、舒适，关好门窗，室温不低于18℃，播放轻柔音乐	5	
用物	备齐用物：柔软棉毯	5	
评估与沟通	核对婴儿信息；铺毛毯于操作台上；脱去衣服和纸尿裤；评估综合状况；做好解释（选择合适的做被动操时间）	5	
第一节两手胸前交叉	预备姿势：仰卧位，操作者双手握住婴儿的双手，把拇指放在婴儿手掌内，让婴儿握拳。 1.两臂左右张开； 2.两臂胸前交叉。 上肢运动：每个动作为一个节拍，左右交替进行，一共两个八拍	7	
第二节伸屈肘关节	预备姿势：仰卧位，操作者双手握住婴儿的双手，把拇指放在婴儿手掌内，让婴儿握拳。 1.向上弯曲左臂肘关节； 2.还原； 3.向上弯曲右臂肘关节； 4.还原。 上肢运动：每个动作为一个节拍，左右交替进行，一共两个八拍	8	
第三节肩关节运动	预备姿势：仰卧位，操作者双手握住婴儿的双手，把拇指放在婴儿手掌内，让婴儿握拳。 1.握住婴儿左手由内向外做圆形的旋转肩关节动作； 2.握住婴儿右手做与左手相同的动作。 上肢运动：每个动作为四个节拍，左右交替进行	8	
第四节伸展上肢运动	预备姿势：仰卧位，操作者双手握住婴儿的双手，把拇指放在婴儿手掌内，让婴儿握拳。 1.双手向外展平； 2.双手前平举，掌心相对，距离与肩同宽； 3.双手胸前交叉； 4.双手向上举过头，掌心向上，动作轻柔。 上肢运动：每个动作为一拍，一共两个八拍	8	
第五节伸屈踝关节	预备姿势：仰卧位，操作者一手握住脚踝，一手握住脚掌。 1.向上屈伸左侧踝关节； 2.向上屈伸右侧踝关节。 下肢运动：每个动作为一拍，左右脚各八拍	7	

续表

项目	技能操作评价要点	分值	得分
第六节 伸屈膝 关节	预备姿势：仰卧位，操作者双手握住婴儿两小腿，交替伸展膝关节，做踏车样动作。 1.左脚屈膝到腹部； 2.伸直； 3.右腿同左。 下肢运动：每个动作为一拍，左右脚交替，一共两个八拍	8	
第七节 下肢伸 直上举 运动	预备姿势：仰卧位，两腿伸直平放，操作者两手掌心向下，握住婴儿两膝关节。 1.将两肢伸直上举90°。 2.缓慢还原。 下肢运动：每个连贯动作为四拍，一共两个八拍	7	
第八节 转体翻 身运动	预备姿势：仰卧位，操作者一手扶婴儿胸部，一手垫于婴儿背部。 1.帮助从仰卧位转体为侧卧； 2.再从侧卧转为仰卧； 3.反方向进行。 全身运动：每个翻身动作为四拍，一共两个八拍	7	
人文 关怀	操作过程中动作轻柔，与婴儿进行情感交流，体现对新生命的关爱；操作过程中安全保护措施得当	10	
熟练 程度	操作流畅、有条不紊；安全、规范，避免疼痛（如有安全隐患，直接判为不及格）；综合应用新技术、新方法、新理念	10	
总分		100	

主考教师：_____   _____年_____月_____日

附 −03
婴儿被动操

项目四　婴儿主被动操操作评分标准

姓名_____　得分_____

项目	技能操作评价要点	分值	得分
仪表	衣帽穿戴整齐，洗手，戴口罩，修剪指甲	5	
环境	环境安静、舒适，关好门窗，室温不低于18℃，播放轻柔音乐	5	
用物	备齐用物：婴儿模型、柔软棉毯；放置合理	3	
准备	核对婴儿信息；铺毛毯于操作台上；婴儿着单衣；评估综合状况；做好解释（选择在喂奶后1小时）	3	
第一节起坐运动	预备姿势：婴儿仰卧，操作者双手握住婴儿手腕，拇指放在婴儿手掌里，让婴儿握拳，两臂放在婴儿体侧。 1.让婴儿双臂伸向胸前，婴儿两手距与肩同宽，操作者拉引婴儿，让婴儿自己用力坐起来； 2.注意事项：操作者不要过快拉引婴儿起坐。 重复两个八拍	8	
第一节起立运动	预备姿势：婴儿俯趴，操作者双手抱住婴儿腋下。 1.让婴儿先跪再站立； 2.婴儿站立后，再由跪到俯趴。 重复两个八拍	8	
第三节提腿运动	预备姿势：婴儿俯趴，操作者双手握住婴儿两小腿。 1.将两腿向上抬起，做推车状； 2.随月龄增大，可让婴儿两手支撑抬起头部。 重复两个八拍	8	
第四节弯腰运动	预备姿势：婴儿与操作者同方向，操作者左手扶住婴儿两膝，右手扶住婴儿腹部。 1.在婴儿前方放一玩具，使婴儿弯腰前倾捡桌上玩具，捡起玩具后呈直立状态； 2.操作者放回玩具，婴儿再弯腰捡玩具。 重复两个八拍	8	
第五节托腰运动	预备姿势：婴儿仰卧，操作者左手托住婴儿腰部，右手轻按婴儿踝部。 1.操作者轻托婴儿腰部向上拱起； 2.轻轻放平腰部到原位。 重复两个八拍	8	

续表

项目	技能操作评价要点	分值	得分
第六节 游泳运动	预备姿势：婴儿俯卧，操作者双手托住婴儿胸部两侧，使婴儿悬空。 1. 做前后摆动运动，婴儿四肢做游泳动作； 2. 注意事项：婴儿离开操作台面距离不能过高，要在可控范围内，既要稳稳托住婴儿，又要让婴儿四肢能自由活动。 重复两个八拍	8	
第七节 跳跃运动	预备姿势：婴儿站在操作者对面，操作者用双手扶住婴儿腋下。 把婴儿托起离开桌面，让婴儿足尖着地轻轻跳跃。 重复两个八拍	8	
第八节 扶走运动	预备姿势：婴儿站立，操作者站在婴儿背后或前面，扶婴儿腋下、前臂或手腕。 扶婴儿学走。 重复两个八拍	8	
人文关怀	操作过程中动作轻柔，与婴儿进行情感交流，体现关爱；操作过程中安全保护措施得当	10	
熟练程度	操作流畅、有条不紊；安全、规范，避免疼痛（如有安全隐患，直接判为不及格）；综合应用新技术、新方法、新理念	10	
总分		100	

主考教师：_____　　　_____年_____月_____日

附 -04
主被动操

项目五　新生儿脐部护理操作评分标准

姓名_____　得分_____

项目	技能操作评价要点	分值	得分
仪表	衣帽穿戴整齐，洗手，戴口罩，修剪指甲	5	
准备	备齐用物：消毒棉签、安尔碘； 关闭门窗，调整室温至26～28℃，环境安静、舒适、整洁	5	
评估	核对新生儿（新生儿沐浴后擦干皮肤，取平卧位）；新生儿精神状态好；做好沟通和解释，取得配合	10	
操作要点	1.新生儿取仰卧位，打开包被和纸尿裤，暴露脐部； 2.观察脐带局部情况（有无红肿，有无渗血、渗液、异常气味等）； 3.用1根棉签蘸取安尔碘（不可污染），消毒脐带残端； 4.环形消毒脐带根部和周围皮肤，直径大于5cm； 5.用第2根棉签蘸取安尔碘，重复消毒一次； 6.一般情况下不宜包裹，保持干燥使其易于脱落； 7.发现异常，遵医嘱给予处理； 8.包裹尿布，露出脐部，方法正确； 9.整理、洗手、记录	60	
注意事项（口述）	1.脐部护理时，动作轻柔，注意保暖，避免受凉； 2.为患儿进行脐部护理时，应当严密观察脐带有无特殊气味及有无脓性分泌物，发现异常及时报告医师； 3.脐带未脱落前，勿强行剥落，结扎线如有脱落应当重新结扎； 4.脐带护理每日一次，如衣物潮湿应及时更换，直至脐部痊愈	10	
人文关怀	操作过程中动作轻柔，与新生儿进行情感交流，体现关爱；操作过程中安全保护措施得当	5	
熟练程度	操作流畅、有条不紊；安全、规范，避免疼痛（如有安全隐患，直接判为不及格）；综合应用新技术、新方法、新理念	5	
总分		100	

主考教师：_____　_____年_____月_____日

附－05
新生儿脐部护理
（准备＋实操）

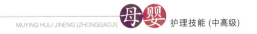

项目六 新生儿臀部护理操作评分标准

姓名_____ 得分_____

项目	技能操作评价要点	分值	得分
仪表	衣帽穿戴整齐，洗手，戴口罩，修剪指甲	5	
准备	1.备齐用物（治疗盘，弯盘，消毒棉签，隔尿垫1块，纸尿裤1条，大毛巾1条，小毛巾4块，护臀霜，温水1盆或湿巾，必要时备40W鹅颈灯），放置合理； 2.关闭门窗，调整室温至26～28℃，环境安静、舒适、整洁、光线适宜	5	
评估	核对新生儿（新生儿餐后半小时，排空大小便）；查看臀部皮肤有无红疹、皮疹、渗出等，能进行红臀分度	10	
操作要点	在臀部垫上隔尿垫，撤去纸尿裤，将纸尿裤对折垫于臀部下方，用湿巾或打湿的小毛巾由前向后轻轻沾洗婴幼儿会阴、臀部及肛门	20	
	用干毛巾蘸干新生儿会阴、臀部及肛门水分	5	
	撤去纸尿裤，在隔尿垫上铺上大毛巾，将小毛巾折叠垫于腰部，使其抬高臀部。用小毛巾遮盖外阴，暴露臀部	5	
	打开鹅颈灯并预热，测试温度是否适宜。将鹅颈灯放于新生儿两腿之间，距离臀部患处30～40cm，照射10～15分钟，全程专人看护，在照射过程中注意观察鹅颈灯的温度及新生儿有无异常	15	
	照射完毕关闭鹅颈灯，撤离至安全位置，以免烫伤。撤下大小毛巾、隔尿垫放入污物桶	5	
	用棉签蘸取护臀膏滚动式涂抹新生儿肛周和臀部	10	
	更换清洁纸尿裤方法正确，松紧适宜	5	
	整理，洗手，记录大小便次数、性质和量，发现异常，遵医嘱给予处理	5	
人文关怀	操作过程中动作轻柔，与新生儿进行情感交流，体现关爱；操作过程中安全保护措施得当	5	
熟练程度	操作流畅、有条不紊；安全、规范，避免疼痛（如有安全隐患，直接判为不及格）；综合应用新技术、新方法、新理念	5	
总分		100	

主考教师：_____ _____年_____月_____日

附－06
新生儿臀部护理
（准备＋实操）

项目七　婴幼儿头围胸围测量操作评分标准

姓名＿＿＿＿＿　得分＿＿＿＿＿

项目	技能操作评价要点	分值	得分
仪表	衣帽穿戴整齐，洗手，戴口罩，修剪指甲	5	
用物	备齐用物：婴儿小床，软尺，记录用纸笔	5	
环境	室温适宜（26～28℃）	2	
评估	核对信息，做好解释，向家长了解小孩年龄（月龄）及平时喂养情况	3	
头围测量	1.取坐位或平卧位； 2.测量者立于被测者之前或右方； 3.找准软尺的零点和正反（带cm刻度面向外）； 4.用左手拇指将软尺零点固定于头部右侧齐眉弓上缘处，从头部右侧经后方绕过枕骨粗隆最高处再回到零点，软尺紧贴皮肤，左右对称，松紧适中； 5.读取测量值，精确至0.1cm	35	
胸围测量	1.取平卧位，两手平放（年长儿取立位，立位时双肩放松、两上肢自然下垂），使小儿处于安静状态； 2.测量者位于小儿右侧或前方； 3.用左手拇指将软尺零点固定于乳头下方，右手拉软尺经背部肩胛骨下缘回至胸前零点； 4.于平静呼吸时读数，精确至0.1cm	30	
人文关怀	操作过程中能与婴幼儿、母亲及家属良好沟通，取得合作	10	
熟练程度	操作流畅、有条不紊；安全、规范，避免疼痛（如有安全隐患，直接判为不及格）；综合应用新技术、新方法、新理念	10	
总分		100	

主考教师：＿＿＿＿＿＿＿＿＿＿＿　＿＿＿＿＿年＿＿＿＿月＿＿＿＿日

附-07
婴幼儿头围
胸围测量

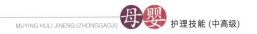

项目八　婴幼儿腹泻护理操作评分标准

姓名_____　得分_____

项目	技能操作评价要点	分值	得分
仪表	衣帽穿戴整齐，洗手，戴口罩，修剪指甲	5	
用物	备齐用物：温水、纱布或小毛巾、护臀膏、尿不湿，放置合理	5	
饮食护理（口述）	1.继续喂养患儿，给足够的液体以防脱水，吃母乳的继续母乳喂养，人工喂养的婴幼儿在所喂的奶中加相当于平时2倍的温开水；给足够的食物预防营养不良，少量多餐，进食营养丰富、高热量、易消化食物，如软面条、米汤、酸奶等； 2.避免高糖（饮料、果汁、糖果、巧克力等）、高脂（奶油、肥肉等）、易致腹胀食物（豆类、牛奶等）、油炸腌制烧烤和垃圾食品（火腿、香肠、腌菜、方便面等）、粗纤维食物（芹菜、菠菜、榨菜、笋等）、生冷和刺激性食物（生冷瓜果、冷拌菜、辣椒等），以免加重腹泻； 3.严重时应适当禁食	20	
腹部保暖（口述）	可穿小肚兜，或放置暖水袋	5	
臀部清洁	1.每次便后用温开水清洗臀部、会阴，用细软的纱布轻轻擦干，涂抹护臀膏以防红臀； 2.勤换尿不湿；如用自制尿片，要选用柔软吸水的棉质布，每次用后用清水冲净，晾晒在日光下消毒； 3.对臀部皮肤发红者，每次清洗后让臀部暴露于空气中使其干燥，然后涂上尿布疹膏	15	
衣物便具消毒（口述）	1.衣物用清水洗涤后煮沸10分钟； 2.便器清洗干净后用消毒水浸泡	10	
脱水识别（口述）	1.频繁大量水样便、频繁呕吐、口渴加剧； 2.超过3小时以上没有小便或小便量极少； 3.面色苍白，口唇、皮肤干燥； 4.前囟眼窝凹陷； 5.精神萎靡，四肢发冷，无力。 一旦出现上述情况应立即到医院就诊	20	
人文关怀	在操作过程中体现人文关怀，注意与婴幼儿的沟通和交流	10	
熟练程度	操作流程完整、规范、熟练；动作轻巧、稳重、协调	10	
总分		100	

主考教师：_____　　　_____年_____月_____日

附－08
婴幼儿腹泻护理

项目九　婴幼儿便秘护理操作评分标准

姓名_____　　得分_____

项目	技能操作评价要点	分值	得分
仪表	衣帽穿戴整齐，洗手，戴口罩，修剪指甲	5	
用物	备齐用物：便盆、温水、纱布或小毛巾、护臀膏、尿不湿；放置合理	5	
饮食调整（口述）	1.选择添加 β–植物油的配方奶粉； 2.增加富含膳食纤维的食品，如绿色蔬菜、红薯、胡萝卜、番茄汁、香蕉等	10	
腹部按摩	1.以肚脐为中心，顺时针方向按摩腹部； 2.每天 3 次，每次 3～5 分钟	20	
定时排便训练（口述）	1.每天在清晨或进食后坐便盆； 2.时间 5～10 分钟，不宜坐太久； 3.逐渐养成定时排便的习惯	30	
注意事项（口述）	1.除医嘱外，不能常用开塞露、肥皂头通便； 2.如要服用缓泻药，须遵医嘱	10	
人文关怀	在操作过程中体现人文关怀，注意与婴幼儿的沟通和交流	10	
熟练程度	操作流程完整、规范、熟练；动作轻巧、稳重、协调	10	
总分		100	

主考教师：_____　　　_____年_____月_____日

附 –09
婴幼儿便秘护理

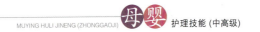

项目十　单人心肺复苏（成人）操作评分标准

姓名_____　得分_____

项目	技能操作评价要点	分值	得分
用物	一次性呼吸膜	1	
评估识别	1.评估环境：环视，环境是否安全（口述）； 2.判断意识：（大声呼叫、轻拍肩）确认有无反应； 3.判断脉搏及呼吸：触摸同侧颈动脉，位置正确（食、中指从喉结正中滑向同侧2～3cm）；眼看胸廓，无呼吸或仅仅是喘息； 4.评估时间：5～10秒	8	
启动应急医疗服务体系（EMSS）	高声呼救，寻求帮助；设法拿到AED	2	
安置体位	1.将患者置于坚硬、平坦的硬质平面上； 2.仰卧位，头、颈、躯干在同一轴线，松解衣扣，暴露前胸，松解腰带	2	
胸外按压	1.按压部位：两乳头连线中点的胸骨上； 2.按压手法：一手掌根部放在胸骨上，另一手掌根重叠在上，手指抬离胸壁； 3.垂直下压：双臂内收，肘部伸直，以髋关节为支点，利用上半身重量垂直下压； 4.按压速率：100～120次/分（15～18秒/30次）； 5.按压幅度：成人5～6cm（错误≤5次不扣分）； 6.按压−放松比为1：1（掌根贴紧皮肤）； 7.胸廓回弹：保证每次按压后胸廓充分回弹	40	
开放气道	1.查看口腔，如有分泌物、异物等，予以清除（非专业人士可不做）； 2.仰头举颏法：一手肘关节着地，手掌小鱼际压前额，另一手食、中指托起下颌骨，开放气道	5	
人工呼吸	1.口对口吹气2次：正常吸气后，张口完全紧紧包住患者的口部进行吹气； 2.捏放鼻：吹气时拇、食指捏闭鼻孔，呼气时松开并观察胸廓回弹情况； 3.吹气时间：每次吹气≥1秒钟； 4.送气量：能使胸廓抬起，约500～600ml，避免过度通气	20	

续表

项目	技能操作评价要点	分值	得分
复苏程序	1.复苏程序：C–A–B（按压—气道—呼吸）； 2.按压–通气比：30∶2； 3.按压中断：尽可能控制在5秒内； 4.交换按压：为保证按压质量，每2分钟（5个循环）换人按压； 4.评估：5个循环或2分钟后评估脉搏和呼吸；若有脉搏、呼吸，继续评估瞳孔、面色……（口述） 5.整理	12	
人文关怀	操作过程中能与家属良好沟通，取得合作	5	
熟练程度	操作流畅、有条不紊；安全、规范、避免疼痛（如有安全隐患，直接判为不及格）；综合应用新技术、新方法、新理念	5	
总分		100	

主考教师：＿＿＿＿＿＿＿＿＿＿　　　＿＿＿＿年＿＿＿＿月＿＿＿＿日

附 –10
单人心肺复苏
（成人）

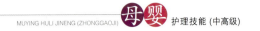

项目十一 单人心肺复苏（婴儿）操作评分标准（非专业人士）

姓名_____ 得分_____

项目	技能操作评价要点	分值	得分
用物	一次性呼吸膜	1	
评估识别	1.评估环境：环视，环境是否安全（口述）； 2.判断意识：拍足底，确认有无反应； 3.判断呼吸：扫视患儿胸部有无起伏，判断有无呼吸或仅仅是喘息； 4.评估时间：5～10秒	8	
启动EMSS	高声呼救，寻求帮助；设法拿到AED	2	
安置体位	1.将婴儿置于坚硬、平坦的硬质平面； 2.仰卧位，头、颈、躯干在同一轴线，松解衣扣暴露前胸	2	
胸外按压	1.按压部位：两乳头连线中点下方的胸骨上； 2.按压手法：双指按压法即2根手指部放在胸骨上，垂直快速用力按压；或双拇指环绕法即两拇指并排放于按压部位，其余手指环绕婴儿胸部并支撑婴儿的背部； 3.按压速率：100～120次/分（15～18秒/30次）； 4.按压幅度：患儿胸廓前后径的1/3，约4cm（错误≤5次不扣分）； 5.胸廓回弹：保证每次按压后胸廓充分回弹；在两次按压之间，避免倚靠患儿胸部； 6.尽量减少按压中断（如要中断，中断时间控制在10秒内）	40	
开放气道	1.查看口腔，如有分泌物异物等，予以清除； 2.仰头举颏法：一手肘关节着地，手掌小鱼际压前额，另一手食、中指托起下颌骨，开放气道（约30°）	5	
人工呼吸	1.口对口吹气2次：正常吸气后，张口完全紧紧包住患儿口鼻吹气； 2.观察胸廓，呼气时松开口鼻并观察胸廓回复情况； 3.吹气时间：每次吹气≥1秒； 4.送气量：看到胸廓明显隆起即可	20	
复苏程序	1.复苏程序：C-A-B（按压—气道—呼吸）； 2.按压-通气比：30∶2； 3.按压中断：尽可能控制在10秒内； 4.评估：5个循环或2分钟后评估脉搏和呼吸；若有脉搏、呼吸，继续评估瞳孔、面色……（口述） 5.整理	12	

续表

项目	技能操作评价要点	分值	得分
人文关怀	操作过程中能与婴儿、母亲及家属良好沟通，取得合作	5	
熟练程度	操作流畅、有条不紊；安全、规范，避免疼痛（如有安全隐患，直接判为不及格）；综合应用新技术、新方法、新理念	5	
总分		100	

主考教师：_____　　　_____年_____月_____日

附 -11
单人心肺复苏
（婴儿）

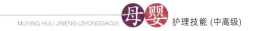
项目十二　双人心肺复苏（婴儿）操作评分标准（非专业人士）

姓名_____　得分_____

项目	技能操作评价要点	分值	得分
用物	一次性呼吸膜	1	
评估识别	评估环境：环视，（口述）环境是否安全； 第 1 名施救者 1.判断意识：拍足底，确认有无反应； 2.扫视患儿胸部有无起伏，判断有无呼吸或仅仅是喘息； 3.评估时间：5～10 秒	8	
启动 EMSS	第 2 名施救者：高声呼救，寻求帮助；设法拿到 AED	2	
安置体位	1.将婴儿置于坚硬、平坦的硬质平面上； 2.仰卧位，头、颈、躯干在同一轴线，松解衣扣，暴露前胸	2	
胸外按压	第 1 名施救者开始进行胸外按压，第 2 名施救者准备人工呼吸。 1.按压部位：两乳头连线中点下方的胸骨上； 2.按压手法：双拇指环绕法，即两根拇指并排放于按压部位，其余手指环绕婴儿胸部并支撑婴儿的背部，垂直快速用力按压； 3.按压速率：100～120 次/分（15～18 秒/30 次）； 4.按压幅度：患儿胸廓前后径的 1/3，约 4cm（错误 ≤ 5 次不扣分）； 5.胸廓回弹：保证每次按压后胸廓充分回弹；在两次按压之间，避免倚靠患儿胸部； 6.按压-呼吸比为 15：2； 7.尽量减少按压中断（如要中断，中断时间控制在 10 秒内）	40	
开放气道	第 2 名施救者 仰头举颏法：一手肘关节着地，手掌小鱼际压前额，另一手食、中指托起下颌骨，开放气道（约 30°）	5	
人工呼吸	第 2 名施救者 1.口对口吹气 2 次：正常吸气后，张口完全紧紧包住患儿口鼻吹气； 2.观察胸廓，呼气时松开口鼻； 3.吹气时间：每次吹气 ≥ 1 秒钟； 4.送气量：看到胸廓明显隆起即可	20	

续表

项目	技能操作评价要点	分值	得分
复苏程序	1.复苏程序：C–A–B（按压—气道—呼吸）； 2.按压–通气比：15：2； 3.按压中断：尽可能控制在10秒内； 4.评估：5个循环或2分钟后评估脉搏和呼吸；若有脉搏、呼吸，继续评估瞳孔、面色……（口述） 5.整理	12	
人文关怀	操作过程中能与婴儿、母亲及家属良好沟通，取得合作	5	
熟练程度	操作流畅、有条不紊；安全、规范，避免疼痛（如有安全隐患，直接判为不及格）；综合应用新技术、新方法、新理念	5	
总分		100	

主考教师：_____　　　_____年_____月_____日

附－12
双人心肺复苏
（婴儿）

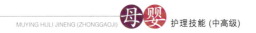

护理技能（中高级）

项目十三　气道异物梗阻解除术（成人或儿童）操作评分标准

姓名＿＿＿＿＿＿　得分＿＿＿＿＿＿

项目	技能操作评价要点	分值	得分
评估识别	正确评估气道异物梗阻征象 轻度梗阻：①有呼吸；②能够用力咳嗽；③咳嗽时可能有哮鸣音 严重梗阻：①单手或双手抓住喉咙部，是最普遍的窒息征象；②无法说话或哭喊；③呼吸不畅或无呼吸；④微弱、无力地咳嗽或完全没有咳嗽；⑤吸气时发出尖锐的声音或完全没有声音；⑥恐慌；⑦可能出现嘴唇或皮肤青紫	10	
有反应的成人或儿童	腹部快速冲击法 1.患者取立位或坐位； 2.操作者站或跪在患者身后，双臂环绕患者腰部； 3.一手握空心拳，拇指侧紧抵患者腹部（位于肚脐眼上方二横指处，肚脐眼和剑突之间的腹部正中线上）； 4.另一只手握住空心拳，让患者略低头，用力向内向上快速冲击患者腹部； 5.反复快速冲击，直到把异物从气道内排出，或患者变得没有反应； 6.每一次新的快速冲击都应有清晰的动作，以便于解除梗阻	40	
无反应的成人或儿童	1.呼喊求助，如有人回应，则请他人拨打120电话； 2.将失去反应的患者置于坚硬、平坦的硬质平面上； 3.开始心肺复苏，直接进行胸外按压，不需要检查脉搏； 4.每次开放气道给予人工呼吸时，将患者的嘴尽量打开，查找异物，如果看到容易清除的异物，用手指将异物清除；如果没有发现异物，继续进行高质量的心肺复苏； 5.大约做2分钟的心肺复苏术（CPR）后，自行启动应急反应系统	40	
人文关怀	操作过程中能与患者及家属良好沟通，取得合作	5	
熟练程度	操作流畅、有条不紊；安全、规范，避免疼痛（如有安全隐患，直接判为不及格）；综合应用新技术、新方法、新理念	5	
总分		100	

主考教师：＿＿＿＿＿＿＿＿＿＿＿＿＿＿　　＿＿＿＿＿年＿＿＿＿＿月＿＿＿＿＿日

附 −13
气道异物梗阻解除术
（成人或儿童）

项目十四　气道异物梗阻解除术（婴儿）操作评分标准

姓名_____　得分_____

项目	技能操作评价要点	分值	得分
评估识别	正确评估气道异物梗阻征象 轻度梗阻：①有呼吸；②能够用力咳嗽；③咳嗽时可能有哮鸣间 严重梗阻：①单手或双手抓住喉咙部，是最普遍的窒息征象；②无法说话或哭喊；③呼吸不畅或无呼吸；④微弱、无力地咳嗽或完全没有咳嗽；⑤吸气时发出尖锐的声音或完全没有声音；⑥恐慌；⑦可能出现嘴唇或皮肤青紫	10	
有反应的婴儿	背部叩击和胸部冲击联合操作法 1.施救者跪下或坐下，将婴儿放置于膝盖上； 2.将患儿脸朝下，放于一侧的前臂上，一手固定其双下颌角，以支撑患儿头部，保持患儿头部低于胸部，施救者前臂可放于自己大腿上以获得支撑； 3.用手掌根在婴儿背部两肩胛骨之间用力进行 5 次叩击； 4.背部叩击后，将一手放于患儿背部，用手掌托住婴儿枕部，另一手托住其头颈和下颌，将患儿翻转为仰卧位，面部朝上，并将手支撑于大腿上，保持婴儿头部低于其躯干； 5.在婴儿两乳头连线下方（CPR位置）用食指和中指快速冲击性按压 5 次； 6.检查口腔，如见异物排出，迅速用手取出异物；若异物未能排出，重复进行 5 次背部叩击和 5 次胸部冲击这组动作，直到异物排出或婴儿失去反应	60	
无反应的婴儿	1.呼喊求助，如有人回应，则请他人拨打 120 电话； 2.将失去反应的婴儿置于坚硬、平坦的硬质平面上； 3.开始心肺复苏，直接进行胸外按压，不需要检查脉搏； 4.每次开放气道时，观察咽喉后面是否有异物，如果看到异物且容易清除，将其清除；如果没有发现异物，继续进行高质量的心肺复苏； 5.大约做 2 分钟的CPR后，自行启动应急反应系统	20	
人文关怀	操作过程中能与婴儿、母亲及家属良好沟通，取得合作	5	
熟练程度	操作流畅、有条不紊；安全、规范，避免疼痛（如有安全隐患，直接判为不及格）；综合应用新技术、新方法、新理念	5	
总分		100	

主考教师：_____　_____年_____月_____日

附 −14
气道异物梗阻解除术
（婴儿）

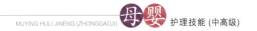

项目十五　婴幼儿喂药操作评分标准

姓名_____　得分_____

项目	技能操作评价要点	分值	得分
仪表	衣帽整洁，洗手，戴口罩，修剪指甲	5	
用物	备齐用物：小勺（或奶瓶、吸管、喂药器）、刻度杯、小毛巾或餐巾纸若干、口服药（颗粒剂、片剂和水剂）、温开水，放置合理	5	
评估	核对信息，评估综合状况，做好解释	5	
喂药前准备	1.核查药物：包括药名、剂量、浓度、服用方法、服药时间、药品质量（片剂若发霉、变色则不能用；水剂若浑浊、变色、有霉味则不能用；是否在有效期内）； 2.如药物为颗粒剂，则提前将其置于杯中，加少量温开水，用搅拌棒搅拌溶化； 3.如药物为水剂，按规定剂量置于杯中； 4.如药物为片剂且需分次服用，可先将药片切成大小均匀的数块或将药片碾碎后均匀分次，然后加少量温开水，用搅拌棒搅拌，待完全溶化后方可喂服	20	
口服给药法	喂药前再次核对婴幼儿信息和药物 1.小勺喂药法：一般用于片剂或水剂。将婴幼儿抱放于腿上，倒药液倒于小勺中，将小勺沿着嘴角内侧，缓慢地、少量地一点点喂，在两次给药期间给予患儿充分的时间吞咽。 2.奶瓶喂药法：一般用于剂量大、略甜的婴幼儿易于接受的颗粒剂等药物。将药水盛于奶瓶内，让婴幼儿吸吮奶嘴。 3.吸管喂药法：一般用于剂量较小的水剂。用吸管或滴管吸取规定剂量的药物，将吸管前端伸入婴幼儿口中，挤压吸管球部，将药物挤入口中	25	
注意事项（口述）	1.调和药物用温水，不宜过热，否则会破坏药物成分。有些药物需用凉开水调和。注意查看药物说明书。 2.调配药物时用水适量，不宜过多。 3.喂药时保持环境安静整洁。 4.严格按医嘱要求的剂量和时间间隔给药。 5.饭前药需在饭前半小时服，饭后药在饭后半小时服。 6.婴幼儿不肯张口时，不要强行灌药，以免发生意外或日后抗拒吃药。 7.给婴幼儿喂悬浮液时，不要掺水，应等服药后再喂等量的白开水。 8.喂药前可给少量温开水以湿润口腔，喂完后再给少量温开水以减少口腔药物残留	20	

续表

项目	技能操作评价要点	分值	得分
人文关怀	在操作过程中体现人文关怀，注意与婴幼儿的沟通和交流	10	
熟练程度	操作流畅、稳当、有条不紊；安全、规范，避免疼痛（如有安全隐患，直接判为不及格）；综合应用新技术、新方法、新理念	10	
总分		100	

主考教师：＿＿＿＿＿＿＿＿＿＿＿　　＿＿＿＿年＿＿＿＿月＿＿＿＿日

附-15
婴幼儿喂药

参考文献

［1］安力彬,陆虹.妇产科护理学.7版.北京：人民卫生出版社，2022

［2］鲍秀兰,等.0～3岁儿童最佳的人生开端：中国宝宝早期教育和潜能开发指南.
2版.北京：中国妇女出版社，2019

［3］费素定,吴忠勤,周一峰.急危重症护理：数字案例版.武汉：华中科技大学
出版社，2020

［4］李兰娟,任红.传染病学.9版.北京：人民卫生出版社，2018

［5］梁夏,姚水洪.助产与母婴护理技能综合实训.杭州：浙江大学出版社，2022

［6］玛斯,莱德曼.美国金宝贝早期婴幼儿游戏.栾晓森,史凯,译.北京：北京
科学技术出版社,2019

［7］饶和平.传染病护理.3版.杭州：浙江大学出版社，2020

［8］人力资源和社会保障部中国就业培训技术指导中心.育婴员.2版（修订本）.北
京：海洋出版社,2013

［9］任钰雯,高海凤.母乳喂养理论与实践.北京：人民卫生出版社，2018

［10］王惠珊,曹彬.母乳喂养培训教程.北京：北京大学医学出版社，2014

［11］谢幸,孔北华,段涛.妇产科学.9版.北京：人民卫生出版社，2018

［12］张玉兰,王玉香.儿科护理学.4版.北京：人民卫生出版社，2018

［13］中国红十字会总会.心肺复苏与创伤救护.北京：人民卫生出版社，2015